口腔颌面外科学
实验教程

主 编 邢 龙

编 者 （按姓氏汉语拼音排序）

冯正虎（西北民族大学）

李志强（西北民族大学）

聂红兵（西北民族大学）

邢 龙（西北民族大学）

周海静（西北民族大学）

科 学 出 版 社

北 京

内 容 简 介

口腔颌面外科学是口腔医学的重要组成部分，口腔颌面外科实验在口腔颌面外科教学中占据较重要的地位。通过口腔颌面外科实验，要求学生能较全面地了解口腔颌面外科的业务范围及发展趋向，熟悉口腔颌面外科疾病的基础理论知识；掌握常见病、多发病的诊断、治疗原则和基本手术操作原则。本教材涵盖口腔颌面外科课程中实际操作训练的内容，包括口腔颌面外科临床检查、病案书写、基本操作技术、局部麻醉以及牙拔除术的操作、唇裂定点技术等。对肿瘤、涎腺疾病、颞下颌关节疾病等章节，本书着重强调专科检查、病例分析及病历规范书写的实践，以巩固和加深对理论知识的理解和基本技能的掌握，培养学生科学严谨的临床思维方法。

本教材适合高等医药院校口腔医学专业本科学生使用。

图书在版编目（CIP）数据

口腔颌面外科学实验教程 / 邢龙主编 . —北京：科学出版社，2021.10

ISBN 978-7-03-069408-9

Ⅰ . ①口…　Ⅱ . ①邢…　Ⅲ . ①口腔颌面部疾病 – 口腔外科学 – 医学院校 – 教材　Ⅳ . ① R782

中国版本图书馆 CIP 数据核字（2021）第 144486 号

责任编辑：王锞韫　朱　华 / 责任校对：宁辉彩

责任印制：李　彤 / 封面设计：陈　敬

科学出版社 出版

北京东黄城根北街 16 号

邮政编码：100717

http://www.sciencep.com

北京捷迅佳彩印刷有限公司 印刷

科学出版社发行　各地新华书店经销

*

2021 年 10 月第　一　版　开本：B5　720×1000

2022 年　1　月第二次印刷　印张：4

字数：61 000

定价：35.00 元

（如有印装质量问题，我社负责调换）

前　言

本教材参考相关书籍，结合我校教学及实验室实际情况编写而成。在口腔医学专业课程的教学中，实验教学和理论教学共同组成了完整的学科教学体系。其中，实验教学使理论与实践紧密结合，对于完成本学科的教学目标，对学生逐渐熟悉和掌握临床技能有着十分重要的作用，学生动手能力的达标也是一名未来的合格口腔医师的必备条件。

本教材以学生为中心，注重引导学生以疾病为主线，根据对疾病的认知过程，在同一层次从多个角度共同认识疾病的发生、发展规律和治疗方法，扎实培养学生掌握“三基”（基础实验知识、基本实验操作技能与基本实验方法）的同时，通过实验，奠定学生的创新思维培养模式，着重培养学生分析问题、解决问题、独立思考的思维能力，加强学生操作能力和全面素质的培养，为在工作中运用正确的思想和方法，提供必要的知识准备。通过口腔临床技能训练，使学生系统地掌握口腔颌面外科常见疾病治疗的规范化操作方法，一方面可以加深对理论课内容的理解，另一方面可以打好临床操作基础，养成正规和良好的操作习惯，为今后的口腔颌面外科专业临床实践打下扎实的基础。

本教材是供教师实验教学和口腔医学生学习的指导教材。涵盖口腔颌面外科学课程中实际操作训练的内容，包括口腔颌面外科临床检查、病案书写、基本操作技术、局部麻醉以及牙拔除术的操作、唇裂定点技术等；对肿瘤、涎腺疾病、颞下颌关节疾病等章节，本教材着重强调专科检查、病案分析及病案规范书写的实践，实现既有重点，又有面广的特点，更能适应国家执业医师考试的需要。

不足之处希望得到读者的批评和指正，以便日后不断改进与提高。

编　者

2021年1月

目 录

上　篇

实验一　口腔颌面外科临床检查（一）

【目的和要求】 通过本实验初步掌握口腔、颌面部的检查方法和正确的描述方法，初步掌握病史书写基本格式，并了解口腔颌面外科患者病史采集和检查的要点。

【实验内容】

1. 口腔检查。

2. 颌面部检查。

3. 观看口腔、颌面部的检查教学视频。

【实验用品】 教科书、器械盘、口镜、镊子、探针、直尺、橡皮手套或指套等。

【方法和步骤】

1. 口腔检查 遵循口腔检查的顺序：由外到内，由前至后，由浅入深。必要时注意健、患的对比检查。依此养成好的检查习惯，以免漏诊或误诊。

（1）口腔前庭检查：参照口腔内科检查方法，取正确的医病体位，用口镜、指套依次检查唇颊黏膜、牙龈、唇颊沟及唇颊系带情况。注意有无颜色异常、瘘管、溃疡或新生物，腮腺导管口有无红肿、溢脓等。

（2）牙及𬌗关系检查：①牙：参照口腔内科检查，用口镜、镊子和探针以探诊和叩诊的方法检查牙体硬组织、牙周和根尖周等情况。注意是否有龋坏、缺损、探痛及牙松动等。②𬌗关系：参照口腔正畸科检查，区别正常𬌗和错𬌗。③张口度：用直尺测量上、下中切牙切缘间的垂直张口度。

（3）固有口腔及口咽检查：借助口镜依次检查舌、腭、口咽、口底等部位的颜色、质地、形态和大小，注意有无充血、肿胀、溃疡、新生物和缺损畸形；注意舌质和舌苔的变化，观察舌、软腭、舌腭弓、咽腭弓的运动，有无肌肉瘫痪。必要时还应检查舌的味觉功能。在检查口底时应注意舌系带和下颌下腺导管开口的情况，用双指合诊或双手合诊（图1-1，图1-2）的方法检查唇、舌、颊及口底是否存在异常肿块。

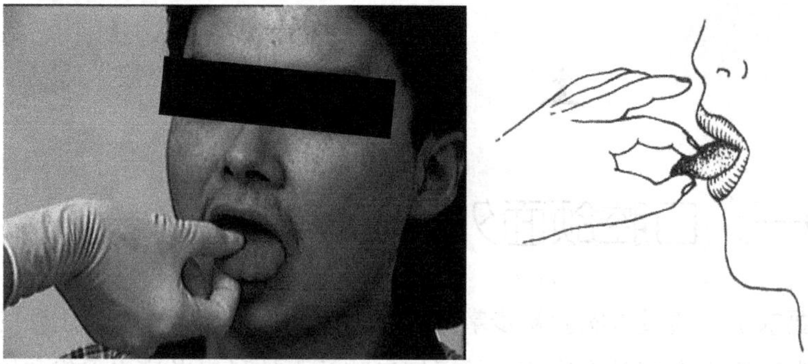

图1-1 双指合诊

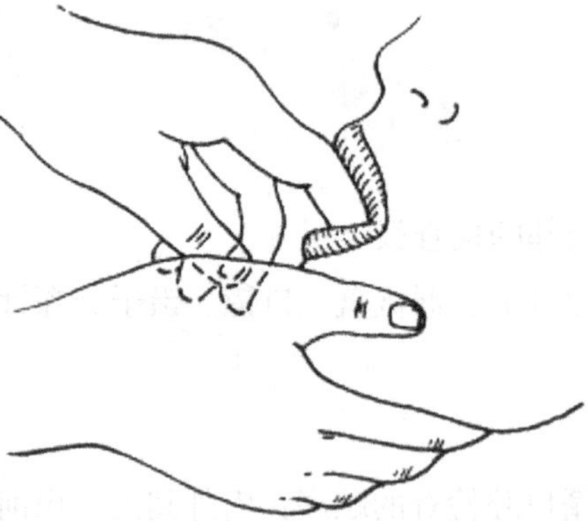

图1-2 双手合诊

2. 颌面部检查

（1）表情与意识神态检查：根据面部表情变化，判断是口腔颌面外科疾病的表现，还是全身疾病的反映，同时可了解意识状态、体质和病情轻重。

（2）颌面部外形与色泽检查：观察与比较颌面部的外形，左右是否对称，比例是否协调、有无突出和凹陷；皮肤的色泽、质地和弹性变化等。

（3）面部器官检查：观察眼、耳和鼻等情况。如用尺或目测瞳孔大小、用尺测量瞳孔是否位于同一平面，用电筒测对光反射、调节反射是否存在等，观察眼球的上下左右运动、视力及有无复视等；分别用额镜及扩鼻镜检查耳、鼻有否液体渗出、畸形及缺损等。

（4）病变的部位和性质：病变的部位、大小、范围、深度、形态及有无移动度、触痛、波动感、捻发音等体征，另外还需进行面部左右对称部位的棉丝拂诊试验及“扳机点”检查。

（5）语音及听诊检查：检查有无病理语音、舌根部肿块的含橄榄语音、蔓状血管瘤的吹风样杂音、颞下颌关节的杂音等。

3. 观看口腔、颌面部的检查教学视频。

由指导老师示教如何检查患者，然后再由学生互相检查或检查患者，教师旁边指导并指出和纠正不正确的检查方法。

【注意】 检查患者的要求：在检查疾病的过程中，检查要仔细，动作要轻柔，尽量避免增加患者的痛苦；应按一定的顺序进行检查，以避免遗漏；检查应准确，以客观地反映病情的发展变化。

【实验报告与评定】 评定学生对口腔颌面外科临床检查方法和正确描述方法的掌握程度。

【思考题】

1. 颌面部检查主要包括哪些内容?

2. 简述临床上张口受限的分型。

实验二　口腔颌面外科临床检查（二）

【目的和要求】 通过本实验初步掌握颈部、颞下颌关节及唾液腺（或涎腺）的检查方法和正确的描述方法，初步掌握病史书写基本格式，并了解口腔颌面外科患者病史采集和检查的要点。

【实验内容】

1. 颈部检查。

2. 颞下颌关节检查。

3. 唾液腺（或涎腺）检查。

4. 观看颈部、颞下颌关节及唾液腺（或涎腺）的检查教学视频。

【实验用品】 教科书、器械盘、口镜、镊子、探针、直尺、橡皮手套或指套等。

【方法和步骤】

1. 颈部检查

（1）一般检查：注意观察颈部的外形、色泽、轮廓、活动度，是否肿胀、畸形、斜颈、溃疡及瘘管。

（2）淋巴结检查：①明确淋巴结扪诊的重要性，了解淋巴结的引流解剖区。②扪诊手法应注意轻柔，医师可站在患者的右前方或右后方。③扪诊顺序：环行链淋巴结——枕部、耳后、耳前、腮腺、面颊部、下颌下、颏下。纵行链淋巴——颈深上、中、下淋巴结以及脊副淋巴结和锁骨上淋巴结。④扪诊时注意使患者肌肉放松，如检查下颌下三角时嘱患者低头偏向检查侧，以示指、中指轻扪下颌下区，如检查颈深淋巴结群时应请患者头偏转向检查侧，以示指、中指及环指置于胸锁乳突肌前缘，向后及深部触摸，自上而下仔细检查。⑤记录各区淋巴结的数目、大小、性质、硬度、活动度等情况。

2. 颞下颌关节检查 以两手小指伸入外耳道内，向前方触诊，以两手拇指分别置于两侧耳屏前关节外侧，嘱患者作张闭口运动，检查髁突的动度及有无弹响、摩擦音等；关节区及咀嚼肌群有否压痛；张口度及侧向运动度；另外还需检查面部左右是否对称、下颌骨各部位是否畸形，上、下颌中线及切牙中线是否居中，下颌运动是否偏斜及𬌗关系是否良好。

3. 唾液腺（或涎腺）检查 腮腺触诊一般以示、中、环三指平触为宜，忌用手指提拉触摸；下颌下腺及舌下腺的触诊则常用双手合诊法检查，另外还需检查各腺体的大小、形态、是否肿块，口内的导管是否充血、肿块、变硬、是否有结石，以示、中、环三指平触并由后向前检查腮腺及下颌下腺的分泌液情况等。

4. 观看颈部、颞下颌关节及唾液腺（或涎腺）的检查教学视频。

由指导老师示教如何检查患者，然后再由学生互相检查或检查患者，教师旁边指导并指出和纠正不正确的检查方法。

【实验报告与评定】 评定学生对口腔颌面外科临床检查方法和正确描述方法的掌握程度，并在正确完成实验内容的基础上，进行口腔、颌面部、颈部、颞下颌关节及唾液腺的检查操作，要求操作方法正确，描述方法准确。

【思考题】

1. 除临床检查外，颌面外科肿瘤、颌面部外伤还需借助哪些辅助检查?

2. 简述颞下颌关节活动度检查的两种方法。

3. 简述切取活体组织检查的注意事项。

4. __________和__________一般不做活体组织检查。

【评分表】

内容	分值	得分
口腔检查		
主要内容：	15	
检查方法的准确性	15	
颌面部检查		
主要内容：	15	
检查方法的准确性	15	
颈部检查		
主要内容：	10	
检查方法的准确性	10	
颞下颌关节检查		
主要内容：	5	
检查方法的准确性	5	
涎腺检查		
主要内容：	5	
检查方法的准确性	5	

实验三　口腔颌面部局部麻醉（一）

【目的和要求】

1. 在熟悉解剖的基础上，了解口腔内局部麻醉注射的一般原则。

2. 熟悉口腔各种局部麻醉的方法和步骤。

3. 初步掌握上牙槽后神经阻滞麻醉及下牙槽神经阻滞麻醉方法。

【实验内容】

1. 结合头颅标本复习有关麻醉的解剖特点，了解三叉神经的分布，复习各种局部麻醉方法。

2. 在仿头模上示教上牙槽后神经阻滞麻醉及下牙槽神经阻滞麻醉局部麻醉的方法和步骤。

3. 在仿头模上练习上牙槽后神经阻滞麻醉及下牙槽神经阻滞麻醉。

【实验用品】　头颅标本、仿头模、局麻必备的所有药品及器械。

【方法和步骤】

1. 结合头颅标本讲授并示教各种局部麻醉方法

（1）讲授头颅标本的解剖结构，如圆孔、卵圆孔、腭大孔、切牙孔、眶下孔、颏孔、下颌小舌、下颌孔、上颌结节等解剖部位。

（2）在上述基础上重点讲授解剖结构与局麻的关系，培养同学形象记忆的方法。

（3）总结局部麻醉的各种方法及其并发症的防治。

2. 示教局部麻醉方法和步骤（讲解并在仿头模上示范）

（1）局部麻醉前的准备工作：①接待患者。②收看病卡及核对姓名、年龄和麻醉的牙位，有无过敏史。详细询问患者过去注射麻醉药后有无反应，有无高血压、心脏病、糖尿病等情况从而确定有无麻醉和拔牙的禁忌证。③患者的准备。在注射麻醉药前，首先消除患者的恐惧心理，使其在注射麻醉药时能与医生更好地合作；其次说明麻醉剂注射后的异常感觉，局麻只能消除痛觉，而其他感觉仍然存在。患者坐在治疗椅上，调节头位、椅位、灯光，麻醉上颌牙时，一般上颌平面与地平面呈45°，麻醉下颌牙时，患者大张口，下颌平面与地平面平行。椅位高度调节至术者的肘关节水平。患者如戴眼镜或假牙，应先取下。④请患者漱口。⑤铺小方巾。⑥关掉灯光。⑦自行或请护士准备好麻醉药物及器械，将器械放在无菌托盘内。⑧术者指甲过长者先行修剪，手指上不可戴戒指及涂指甲油。⑨卷起衣袖至腕关节上约5cm，脱下手表。洗刷泡手或戴上无菌手套。

（2）局部麻醉的操作步骤：①请护士协助打开灯光。②请患者张口，再次核对需麻醉的牙。③核对麻醉药物，确定麻醉方法，检查注射针头质量及麻醉药物是否含有杂质或变色。④用干棉球或纱布揩干注射部位，然后用1%的碘酊消毒进针部位。包括前后1或2颗牙齿。注意棉签上不要蘸取过多的碘酊，以免流到口腔他处，使患者感到不适。消毒注射点后，左手应维持唇颊张开，立即注射，否则刺入点易被黏液和唾液污染。⑤按正确的麻醉方法注射麻醉药物，注射前应排除针筒内的气泡。常用握笔式握持注射器，以便于不换手而能抽空针活塞。注射时注意勿使针头碰到牙齿及唇、颊、舌等未消毒的地方，以免污染。进针刺入黏膜时要快，这样可减轻疼痛；达到黏膜下后针应慢，避免急剧动作，沿着骨膜表面推进，一般不应穿刺到骨膜下（图3-1）；为减少疼痛可在注射过程中不断注入少量麻醉药。后在回抽无血的情况下边注射边观察患者面色，注射速度应缓慢，不宜太快。⑥注射完毕，请护士关掉灯光，并立即询问患者是否有不适，等待麻醉显效，并应随时注意观察患者有无晕厥等麻醉并发症，如出现晕厥反应立即放平椅位，松解衣领，并作抢救措施。⑦麻醉显效检查：刺激患者的牙龈无疼痛感或下唇、舌体有麻木感。麻醉范围的检查一般用钝头器械压迫黏膜，然后观察患者的反应，最好不要问患者痛不痛，注射后要询问患者的感觉（麻木、发肿、蚁走感等）及这些感觉发生的时间，并检查麻醉的范围，这样可以确认注射是否正确。

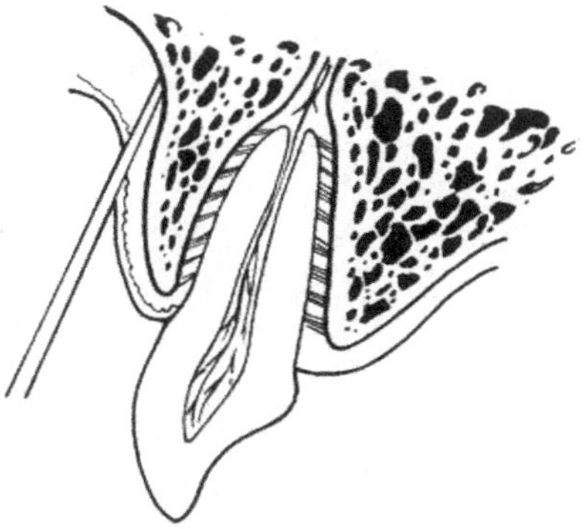
A.骨膜上浸润麻醉时注射针的位置

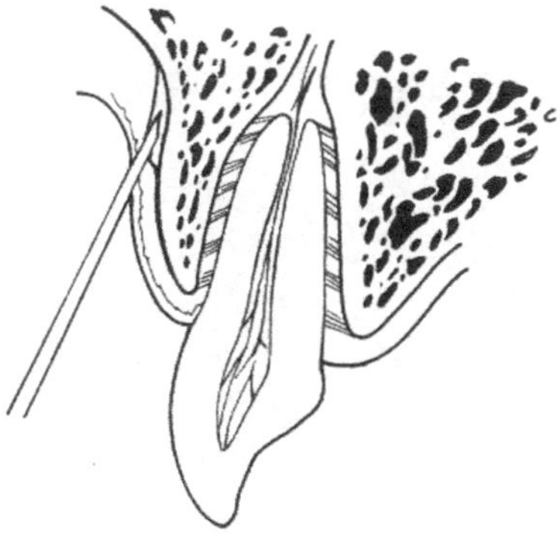
B.骨膜下浸润麻醉时所致的黏骨膜分离

图3-1　骨膜上、下浸润麻醉

3. 学生在仿头模上练习上牙槽后神经阻滞麻醉及下牙槽神经阻滞麻醉。

【实验报告与评定】 评定学生对上牙槽后神经阻滞麻醉和下牙槽神经阻滞麻醉操作步骤的掌握程度。

【思考题】

1. 临床上局麻时常在局麻药溶液中加入血管收缩药（如肾上腺素），其目的是什么？

2. 晕厥的原因及临床表现是什么？

实验四　口腔颌面部局部麻醉（二）

【目的和要求】

1. 在熟悉解剖的基础上，了解口腔内局部麻醉注射的一般原则。

2. 熟悉口腔各种局部麻醉的方法和步骤。

3. 初步掌握上牙槽后神经阻滞麻醉方法。

【实验内容】

1. 结合头颅标本复习有关麻醉的解剖特点，了解三叉神经的分布，复习各种局部麻醉方法。

2. 示教上牙槽后神经阻滞麻醉局部麻醉的方法和步骤。

3. 同学互相注射上牙槽后神经阻滞麻醉。

【实验用品】　头颅标本、仿头模、局麻必备的所有药品及器械。

【方法和步骤】

1. 同实验三方法和步骤1，2。

2. 同学间互相注射上牙槽后神经阻滞麻醉（图4-1）

（1）要求同学按照老师示教及在仿头模上局麻的方法和步骤进行操作。

（2）在操作过程中，强调操作要领、无菌观念。坚持回抽无血。

（3）检查麻醉效果，如有麻醉失败者，应分析麻醉失败的原因。

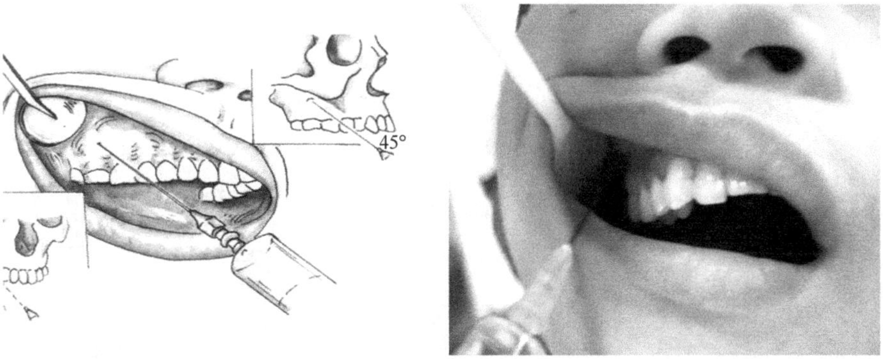

图4-1　上牙槽后神经阻滞麻醉

附　上牙槽后神经阻滞麻醉（口内法）称上颌结节注射法

一般以上颌第二磨牙远中颊侧根部口腔前庭沟作进针点；对上颌第二磨牙尚未萌出的儿童，则以第一磨牙的远中颊侧根部的前庭沟作为进针点；在上颌磨牙已缺失的患者，则以颧牙槽嵴部的前庭沟为进针点。注射时，患者采取坐位，头微后仰，上颌牙𬌗平面与地面成45°，半张口，注射针与上颌牙的长轴成40°，向上后内方刺入；进针时针尖沿着上颌结节弧形表面滑动，深约2cm。回抽无血，即可注入麻醉药液1.5～2ml。注意注射不宜过深，以免刺破上颌结节后方的翼静脉丛引起血肿。

麻醉区域及效果：除第一磨牙颊侧近中根外的同侧磨牙、牙槽突及其相应的颊侧软组织，5～10分钟显效，此时探针刺牙龈组织应无痛觉。

【实验报告与评定】 评定学生对上牙槽后神经阻滞麻醉操作步骤的掌握程度及麻醉效果。

【思考题】

1. 结合解剖，解释以下现象：在腭大孔注射麻醉药后，患者出现恶心；在切牙孔注射麻醉药后，患者出现鼻塞。

2. 局麻药过敏的临床表现有哪些？

实验五　口腔颌面部局部麻醉（三）

【目的和要求】

1. 在熟悉解剖的基础上，了解口腔内局部麻醉注射的一般原则。

2. 熟悉口腔各种局部麻醉的方法和步骤。

3. 初步掌握下牙槽神经阻滞麻醉方法。

【实验内容】

1. 结合头颅标本复习有关麻醉的解剖特点，了解三叉神经的分布，复习各种局部麻醉方法。

2. 示教下牙槽神经阻滞麻醉的方法和步骤。

3. 同学互相注射下牙槽神经阻滞麻醉。

【实验用品】　头颅标本、仿头模、局麻必备的所有药品及器械。

【方法和步骤】

1. 同实验三方法和步骤1，2。

2. 同学间互相注射下牙槽神经阻滞麻醉方法（图5-1）

（1）要求同学按照老师示教及在仿头模上局麻的方法和步骤进行操作。

（2）在操作过程中，强调操作要领、无菌观念。坚持回抽无血。

（3）检查麻醉效果，如有麻醉失败者，应分析麻醉失败的原因。

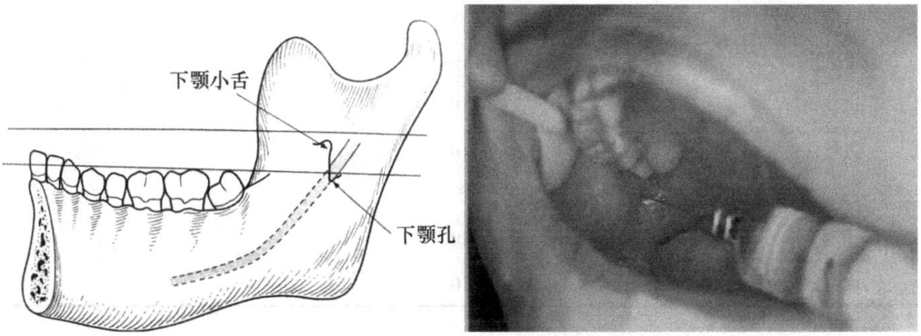

图5-1　下牙槽神经阻滞麻醉

附　下牙槽神经阻滞麻醉（口内法）称翼下颌注射法

患者大张口时，在磨牙后方，腭舌弓之前，有纵行的黏膜皱襞，又名翼下颌皱襞，在翼下颌皱襞中点外侧3～4mm处进针。注射时，注射器放在对侧口角，即第一、第二前磨牙之间，与中线成45°。注射针高于下颌𬌗平面1cm并与之平行，进针后，推进2.5cm左右，可达下颌支内侧的下颌神经沟。回抽无血注入麻药1～1.5ml。

麻醉区域及效果：麻醉同侧下颌骨、下颌牙、牙周膜、前磨牙至中切牙唇（颊）侧牙龈、黏骨膜及下唇部。约5分钟后，患者应感到同侧下唇口角麻木、肿胀，探刺无痛；如超过10分钟仍不出现麻醉征，可能是注射部位不准确，应重新注射。

【实验报告与评定】 评定学生对下牙槽神经阻滞麻醉操作步骤的掌握程度及麻醉效果。

【思考题】

1. 结合解剖，解释以下现象：下牙槽神经麻醉后，患者出现面瘫或复视。

2. 分析下牙槽神经阻滞麻醉失败的原因。

【评分表】

内容	分值	得分
调节椅位及灯光	10	
漱口	5	
铺巾	5	
麻药及器械准备	10	
洗手和（或）戴手套	5	
消毒	5	
排空针筒内气泡	5	
进针点	10	
进针角度	10	
进针深度	10	
回抽	5	
注射	10	
麻醉效果	10	

实验六　牙拔除术的步骤和方法

【目的和要求】 掌握规范牙拔除术中的各种步骤与操作要点，掌握牙钳、牙挺的正确握持方式与操作方法，熟悉不同牙齿的拔除方法。

【实验内容】

1. 观摩图示、模型和实物，印证各种牙的牙拔除术相关解剖。

2. 示教牙钳、牙挺的使用规范。

3. 在仿头模上示教普通牙拔除术的步骤和方法。

4. 同学在仿头模上进行牙拔除练习。

【实验用品】 口腔器械盒（托盘、口镜、镊子）、钳子、各种牙钳、牙挺、牙龈分离器、刮匙、咬骨钳、骨锉、骨膜剥离器、手术刀和柄、缝针、缝线、持针器、仿头模等。

【方法和步骤】

1. 带教教师通过模型、实体牙讲解各种牙根形态、不同位置骨质状况、重要解剖毗邻。

2. 以上颌前牙拔除示教牙钳的规范使用和牙钳拔牙的基本方法。

（1）按照牙位选择牙钳。

（2）使牙钳钳喙长轴与牙长轴平行。

（3）上钳时，钳喙前端插入龈沟内。

（4）拔牙基本动作：摇动、扭转、牵引的使用。

3. 以下颌磨牙拔除示教牙挺的规范使用。

（1）牙挺置入的位置、方向、支点。

（2）牙挺使用时的保护。

（3）牙挺使用三种力学原理在实际运用中的手法体现。

4. 在仿头模上示教牙拔除术的步骤和方法（以前牙或磨牙为例）。

（1）分离牙龈。

（2）挺松患牙。

（3）正确选择及安放拔牙钳。

（4）拔除患牙。

（5）术后处理等。

5. 同学在仿头模上进行牙拔除练习（前牙或磨牙）。

要求学生按照教师示教的方法规范操作、体会掌握动作要领，正确完成实验操作和内容。在牙拔除术中，操作顺序连贯，方法正确，器械选择无误，能正确回答器械用途，操作中体现爱伤意识。

【实验报告与评定】 评定学生牙拔除术中的各种步骤与操作要点的掌握。

【思考题】

1. 试述用牙钳拔除牙齿时应用的三种运动力及其作用和注意事项。

2. 试述拔牙后出血的原因及处理。

【评分表】

内容		分值	得分
操作过程	器械选择	10	
	体位	10	
	核对	10	
	麻醉	10	
	牙拔除	30	
术后医嘱		30	
如拔错牙位牙拔除项记“0”分			

实验七　下颌阻生齿拔除术

【目的和要求】　通过观看教师示教手术，了解阻生齿拔除术的适应证、基本方法和步骤，以及手术中和手术后的注意事项。

【实验内容】　示教阻生齿拔除方法。

【实验用品】　常规拔牙手术器械及口内外消毒铺巾用品，刀片、刀柄、骨膜剥离器、骨凿和（或）45°高速手机、劈凿、缝合器械、剪刀等。

【方法和步骤】　牙齿在生长发育过程中会受到各种因素的影响（骨或软组织障碍等），只能部分萌出或完全不能萌出且以后也不能萌出的牙，称为阻生齿。

形成牙阻生的原因很多，但主要为颌骨发育不足，缺乏足够的间隙以容纳全部恒牙。常见的阻生齿为下颌第三磨牙、上颌第三磨牙及上颌尖牙。不是所有的阻生齿都必须拔除，只有当其引发临床症状时才必须拔除，阻生齿拔除的适应证包括：引起反复发作的冠周炎，估计不能正常萌出者；下颌阻生齿近中阻生，抵触邻牙，阻生齿本身及第二磨牙的远中发生龋坏或引起第二磨牙牙根吸收，食物嵌塞者；因完全骨阻生有时也会引起某些不明原因的疼痛；下颌阻生齿引起内颞下颌关节紊乱综合征或因正畸治疗而需要拔除者；阻生齿萌出造成前牙拥挤、排列错乱者。

1. 拔除术时准备工作

（1）经病史询问及局部检查确定适应证后，常规应摄X线片，必要时拍下颅骨全景片或CT。

（2）结合临床及X线片所见，分析阻生齿的阻生类型，牙根数目、弯曲结构与下颌骨（包括下牙槽神经管）的关系，邻牙状况及拔除阻力。

（3）根据分析结果，拟定手术方案（切口设计、方法、去骨量和估计牙脱位方向）。

（4）依据手术方案，准备一套拔除阻生齿的器械，重点选择合适的牙挺、骨凿和（或）高速涡轮钻。

（5）除向患者作一般解释外，应根据病牙状况，重点交代手术时间、创伤程度、手术反应及术中、术后可能出现的并发症，以便取得患者的理解与配合，同意并签字。

（6）调节头位、椅位、灯光，患者大张口，下颌平面与地平面平行，椅位高度调节至术者的肘关节水平。

（7）口腔消毒液含漱后，用1%的碘酊做口内、外局部消毒。

（8）铺无菌消毒巾，调节好灯光照明。

2. 拔除步骤及方法

（1）麻醉：采用一侧下牙槽神经、舌神经及颊长神经阻滞麻醉法。

（2）切开翻瓣：用11号手术刀切开并用骨膜剥离器掀起软组织瓣，显露手术野。

（3）去骨：通过骨凿和（或）45º高速手机的应用，去除冠周足够骨质。根据阻生类型，选择劈开或分割方法。

（4）拔牙：挺出和（或）拔除阻生齿或被分割开的牙片。拔除后应仔细检查牙根是否完整，避免残留牙根或牙片于牙槽窝内。

（5）处理拔牙创：搔刮牙槽窝，清楚残留碎骨、炎性组织或残余囊肿，并缩小拔牙创。

（6）缝合切开的龈瓣并局部垫无菌纱布或纱卷压迫止血。

（7）交代术后注意事项，对接受了创伤较大、时间较久的拔牙术患者，应在术后立即给予冷敷，并给予抗菌消炎、消肿、止痛等药物。

3. 下颌阻生齿拔除术举例（图7-1）

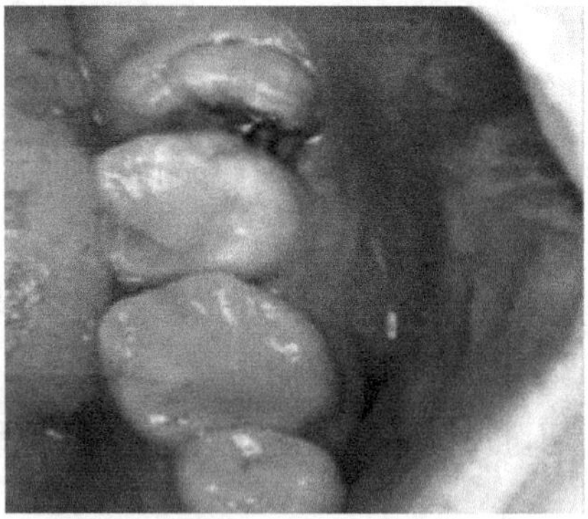

A

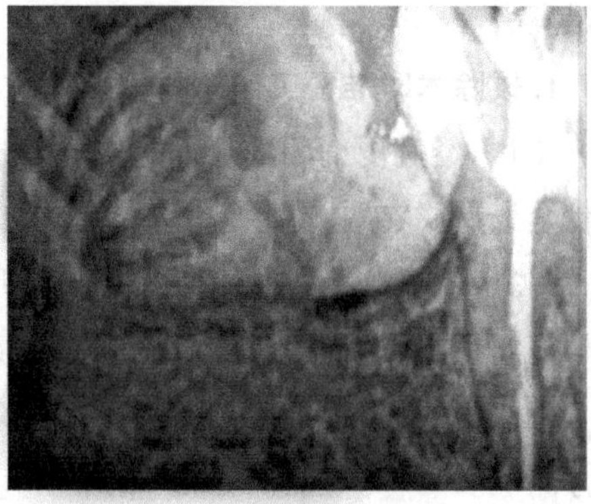

B

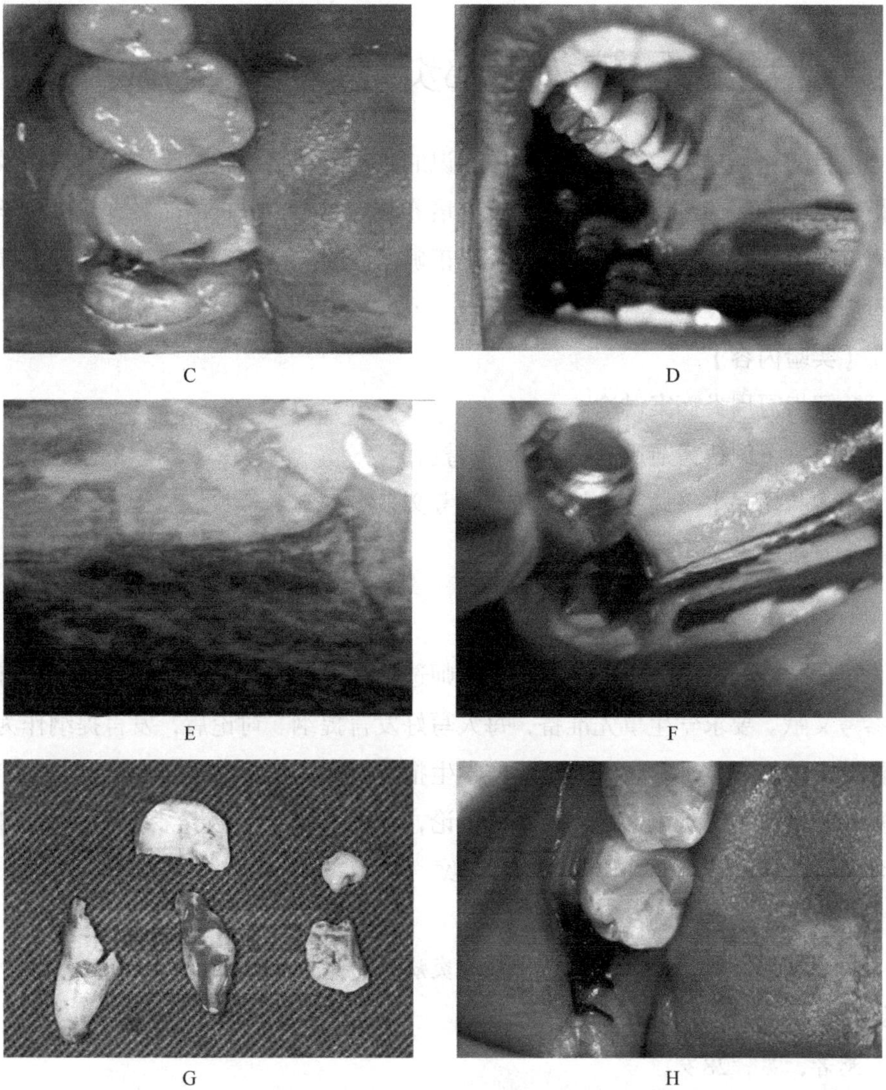

图7-1　下颌阻生齿拔除术示意图

【实验报告与评定】　评定学生对下颌阻生齿拔除术有关知识的了解。

【思考题】

1. 一名年轻女性下颌第三磨牙反复肿、痛，要求拔除该患牙。检查确定下颌第三磨牙为低位阻生，龈袋少许溢脓。对此患者应怎样处理？

2. 上、下颌第三磨牙拔除的适应证分别是什么？

实验八　口腔颌面部炎症病案讨论（一）

【目的和要求】 在已获得相关知识的基础上，接触相关临床病案，在教师的指导与帮助下，进行病案讨论分析，培养独立思考与分析的能力，掌握科学的临床思维方法，通过讨论与讲解，求得正确的诊断和治疗计划，从而熟悉下颌智齿冠周炎的临床表现、治疗等。

【实验内容】

1. 智齿冠周炎病案讨论。

2. 急性下颌智齿冠周炎病例诊治示教。

【实验用品】 病案、教科书、参考文献等。

【方法和步骤】

一、智齿冠周炎病案讨论

讨论要求：病案讨论前，由指导教师选择适当病案，发给学生，并指定有关的参考文献。要求学生事先准备，每人写好发言提纲。讨论后，发言提纲作为平时作业交给指导教师。讨论前由一位学生报告有关病案、体格检查及实验室检查等资料。讨论中要求学生发言，展开讨论，教师引导学生逐步深入、正确地进行综合分析，通过讨论明确诊断及治疗方案。

智齿冠周炎病案讨论

病案1

患者，男，28岁。

主诉：右下后牙区胀痛不适2个月，加重3天。

现病史：2个月前，自觉右下后牙区胀痛不适，咀嚼、吞咽开口活动时疼痛加重。经抗感染治疗，症状明显减轻。近3天来，病变部呈自发性跳痛，并向耳颞部放射，全身无明显不适。

检查：全身检查，未见异常。口腔专科检查：右下第三磨牙萌出不全，低位阻生，智齿周围软组织及牙龈发红，肿胀，有触痛，探针检查，可在龈瓣下探出部分萌出的智齿。张口轻度受限。

实验室检查：白细胞计数升高，中性粒细胞偏高，其他正常。

要求：

（1）提出诊断及诊断依据。

（2）提出鉴别诊断。

（3）提出治疗方案。

病案2

患者，女，28岁。

主诉：左下后牙区肿胀疼痛3天。

现病史：3天前，患者劳累后出现左下后牙区肿胀、疼痛，咀嚼时加重，在当地医院诊断为“智齿冠周炎”，予以抗感染治疗（具体药物及剂量不详）、局部冲洗、涂擦碘甘油，疗效欠佳。现出现持续性疼痛、跳痛，并向左侧头颞部放射、自觉口内有咸稠液体溢出，遂来我院就诊。发病以来，患者纳差、精神差、大小便尚可，无发热、寒战、畏寒等症状。

检查：全身检查，未见异常。口腔专科检查示：左下8前倾阻生，远中有龈组织覆盖，盲袋形成，袋内有少量食物残渣，袋壁形成脓肿。左下6颊侧黏膜转折处见0.4cm×0.5cm大小的瘘口，瘘口周围组织红肿充血，挤压有少量脓性分泌物，左下6叩诊（–），无松动，未探及龋坏及牙周袋。

实验室检查：白细胞计数10.3×10^9/L。

X射线检查：左下8近中阻生，牙冠下方可见小面积低密度影。左下6根尖周骨质密度正常、均匀，结构正常。

要求：

（1）提出诊断及诊断依据。

（2）提出鉴别诊断。

（3）提出治疗方案。

1. 分析病史及问诊时的注意事项

（1）患者的主诉：如疼痛的部位、发病时间。

（2）病史：疾病发生的时间及其详细的经过（急剧或缓慢）；近期的发病情况，症状加重的原因；发病后局部及全身的变化，如发热、寒战、张口受限等体征；目前患者的健康状况，如饮食、大小便等；曾经做过何种治疗、用过的药物等。

（3）实验室检查：血液：白细胞计数等。

（4）X线检查：注意骨质有无改变，如骨密度、结构等；判断阻生的情况。

2. 检查患者时的注意事项

（1）全身状态：有无发热、寒战等情况。

（2）口腔专科检查：阻生情况，龈袋，有无溢脓、红肿等。

3. 诊断 根据病案、检查等各项资料进行综合分析，确定初步诊断。如果有几种疾病同时存在，应提出主要诊断及次要诊断，并指出诊断的根据。

4. 治疗 根据已确定的诊断，拟定出治疗方案，针对具体患者提出适当的治疗方案。治疗方案包括患者的全身治疗及局部治疗。在拟定治疗计划时应考虑治疗措施的先后、主从，并应提出具体执行的内容。

5. 讨论 根据以上诊断及治疗意见，写出发言提纲。讨论侧重点集中在诊断与治疗上。

二、急性下颌智齿冠周炎病例诊治示教

1. 询问病史 患者就诊的主要原因、有无诱发因素、主要症状、演变过程、伴随症状、诊疗的经过等。

2. 体格检查 以颌面部为主。

（1）口外检查：面部是否对称，有无肿胀、压痛，其部位及范围，表面皮肤有无充血，皮温有无升高，有无波动感。头颈部淋巴结有无肿大，其大小、质地、活动度、压痛情况等。

（2）口内检查：

记录张口度：

轻度受限——上下切牙切缘间距仅可置入二横指，2～3cm；

中度受限——上下切牙切缘间距仅可置入一横指，1～2cm；

重度受限——上下切牙切缘间距小于一横指，＜1cm。

检查病灶牙萌出情况、排列，有无龋坏，邻牙情况。检查冠周软组织及牙龈肿胀、充血范围及程度，局部压痛，龈袋有无溢脓。检查相当于下颌第一磨牙颊侧黏膜处有无充血、肿胀、波动。

X线检查有助于了解阻生牙的萌出方向、位置、牙根形态及牙周情况，下颌第二磨牙颈部有无龋坏。

3. 诊断 根据病史、体检辅助检查，正确诊断冠周炎及其并发症。

4. 治疗

（1）全身药物治疗：给予消炎镇痛药，防止炎症扩散。如，头孢拉定胶囊，口服，成人常用量1次0.25～0.5g，每6～8小时1次，一日最高剂量为4g；甲硝唑片，口服，成人常用量1次0.4g，一日3次。或者青霉素，肌内注射，成人常用量一日80万～200万U，分3～4次给药。

（2）局部治疗：保持口腔清洁，可用含漱剂或温生理盐水，每日进食前后含漱；龈袋冲洗上药：生理盐水、3%双氧水、1∶5000高锰酸钾或含漱剂10～15ml，局部冲洗将龈瓣间隙内的食物残渣及细菌冲洗干净。冲洗时用带有弯形平针头的注射器，将针头插入龈瓣的间隙内缓慢冲洗，用棉花蘸干患部，局部置棉卷或纱布隔湿，将台氏液或碘甘油用镊子涂入龈瓣内，多余的部分用棉花擦干，以免灼伤黏膜，嘱患者10～15分钟内勿漱口，以免使局部药物浓度下降。

5. 根据病案分析下颌智齿冠周炎的扩散途径

下颌智齿冠周炎→骨膜下脓肿→
- 外斜线向前→下颌第一磨牙颊侧脓肿
- 下颌支前缘外下份→颊间隙感染
- 下颌支外侧向后→嚼肌间隙感染
- 下颌支内侧向→翼颌间隙感染
- 下颌支内侧向内后咽旁间隙感染
- 下颌支内侧向下
  - →舌下间隙感染
  - →颌下间隙感染

【实验报告与评定】　评定学生对智齿冠周炎的临床表现、治疗、扩散途径的掌握程度。

【思考题】

1. 口腔颌面部炎症的病因及感染途径是什么？

2. 为什么冠周炎好发于下颌第三磨牙？

实验九　口腔颌面部炎症病案讨论（二）

【目的和要求】 在已获得相关知识的基础上，接触相关临床病案，在教师的指导与帮助下，进行病案讨论分析，培养独立思考与分析的能力，掌握科学的临床思维方法，通过讨论与讲解，求得正确的诊断和治疗计划，从而熟悉间隙感染和颌骨骨髓炎的临床表现、治疗等。

【实验内容】

1. 颌面部间隙感染、颌骨骨髓炎病案讨论分析。

2. 介绍颌面外科常见炎性疾病的共性临床表现和诊治方法。

【实验用品】 病案、教科书、参考文献等。

【方法和步骤】

病案讨论要求同实验八。

间隙感染病案讨论

病案1

患者，男，30岁。

主诉：左下颌角区肿胀伴张口受限8天。

现病史：1个月前，患者无明显诱因出现左下颌第二磨牙疼痛，咬合痛明显，自觉患牙浮出感，遂到医院求治，予以“开髓，扩根管，封消毒药”处理，疼痛缓解，因无不适，故未到医院完成治疗，8天前，患牙再次出现明显咬合痛，并出现左下颌角区域肿胀，有压痛，张口受限，在当地医院行抗感染治疗（具体药物及剂量不详）效果不佳。肿胀逐渐加重，遂来我院就诊。患者发病以来，精神可，进食受限，睡眠可，大小便正常，无发热、寒战、畏寒等症状。

检查：全身检查，未见异常。口腔专科检查：左右面部不对称，左侧以下颌角为中心的咬肌区肿胀、充血，压痛明显伴张口受限，有凹陷性水肿，经穿刺抽出黄色脓性液体。左下7面见一Ⅰ类洞，内有白色充填物，去充填物，髓腔内有药捻，上有暗红色渗出物，髓腔内有脓液渗出，叩诊（++），松动Ⅰ度。

实验室检查：白细胞计数偏高。

要求：

（1）提出诊断及诊断依据。

（2）提出鉴别诊断。

（3）提出治疗方案。

颌骨骨髓炎病案讨论

病案2

患者，男，40岁。

主诉：右下后牙疼痛1个月，右下颌角区肿胀伴张口受限2周。

现病史：1个月前，患者自觉右下后牙区疼痛，到当地医院求治，诊断为“右下8智齿冠周炎”，予以抗感染治疗及局部冲洗，病情缓解。2周前，患者劳累后右下后牙再次疼痛并出现右下颌角区肿胀，张口受限，肿胀区域灼热感，压痛明显，影响进食，自服阿莫西林胶囊效果不明显，现来我院就诊。发病以来，精神差，纳差，睡眠可，大小便正常，无发热、畏寒、寒战等症状。

检查：全身检查，未见异常。口腔专科检查：双侧颌面部不对称，右侧下颌角及下颌升支部位肿胀明显，肿胀区皮温偏高，压痛明显，凹陷性水肿，未扪及波动感，穿刺抽吸出脓液。张口Ⅱ度受限，约1.5cm。右下8中位水平阻生，盲袋形成，袋内有脓液溢出。右腮腺导管口无红肿，压迫无脓性分泌物。

X线检查：右下8中位水平阻生，右侧下颌骨升支可见骨质疏松脱钙区域，并有小块死骨，死骨与周围骨质无明显分界。

要求：

（1）提出诊断及诊断依据。

（2）提出鉴别诊断。

（3）提出治疗方案。

【思考题】

1. 颌面部间隙感染时，哪些间隙可引起边缘性骨髓炎？边缘性骨髓炎的诊断依据及处理措施有哪些？

2. 中央性颌骨骨髓炎与边缘性颌骨骨髓炎的鉴别点有哪些？

下　篇

实验十　口腔颌面外科手术前后的准备

【目的和要求】

1. 掌握口腔颌面部灭菌及铺巾技术。

2. 了解口腔颌面外科患者手术前后的处理要点。

3. 熟悉门诊及手术室常规制度及手术室无菌技术的操作方法。

【实验内容】

1. 口腔颌面部灭菌及铺巾技术，包括灭菌方法、范围，铺巾法（包头法、手术野铺巾法）。

2. 口腔颌面外科手术前后的准备及常规的无菌操作技术。

【实验用品】 铺巾钳、0.5%碘伏、无菌纱布球、无菌巾、无菌单等。

【方法和步骤】

1. 由带教老师分别对两名学生进行示教，学生2～3人一组互相实验。

（1）灭菌方法

1）器械灭菌：高压蒸汽灭菌法。将器械放置于高压蒸汽灭菌器内（压力151.99～202.65kPa，温度120～134℃）30～40分钟。

冷灭菌法（气体灭菌法）。对不耐高温的器械及物品，如塑料制品、光学仪器等，可采用环氧乙烷气体进行灭菌。

注意器械在灭菌前应擦净表面的油脂，若途中加入另外物品，应重新计时；特殊器械的灭菌：电钻直机头和电动或风动骨钻机头均可用高压蒸汽或甲醛蒸气灭菌（40%甲醛持续40分钟）；钻针用甲醛蒸气或浸泡法，其中电机三节臂、电源线等可套以无菌布套隔离。

2）术衣及布类敷料采用高压蒸汽灭菌。

3）缝合材料如丝线采用蒸熏法灭菌。

4）手术医生手的处理：包括洗手和消毒两个步骤。

A. 洗手。①流水冲洗双手臂。②用洗手液或肥皂水按七步洗手法洗手和手臂：手掌相对→手掌对手背→双手十指交叉→双手互握→揉搓拇指→指尖→手臂至上臂下1/3，两侧在同一水平交替上升，不得回搓。重复两次，共5分钟。洗手过程保持双手位于胸前并高于肘部，双前臂保持拱手姿势。③取无菌毛巾擦干手和臂。

B.消毒。可分为肥皂水刷手法和消毒剂消毒法（如碘伏刷手法、灭菌王刷手法）。

肥皂水刷手法：①按普通洗手方法将双手及前臂用肥皂和清水洗净。②用消毒毛刷蘸取消毒肥皂液交替刷洗双手及手臂，从指尖到肘上10cm。刷手时尤其注意甲缘、甲沟、指蹼等处。刷完一遍，指尖朝上肘向下，用清水冲洗手臂上的肥皂水。然后，另换一消毒毛刷，同法进行第二、三遍刷洗，每一遍比上一遍低2cm（分别为肘上10cm、8cm、6cm）。共约10分钟。③每侧用一块无菌毛巾从指尖至肘部擦干，擦过肘部的毛巾不可再擦手部，以免污染。④将双手及前臂浸泡在75%乙醇桶内5分钟，浸泡范围至肘上6cm处。若有乙醇过敏，可改用0.1%苯扎溴铵溶液浸泡，也可用1：5000氯己定（洗必泰）溶液浸泡3分钟。⑤浸泡消毒后，保持拱手姿势待干，双手不得下垂，不能接触未经消的物品。

碘伏刷手法：①按普通洗手方法将双手及前臂用肥皂和清水洗净。②用消毒的软毛刷蘸取碘伏刷手。刷手顺序采取三段法：双手→双前臂→双上臂，双手交替向上进行，顺序不能逆转，不留空白区。刷手范围为肘上6cm，共5分钟。重点刷双手，从拇指的桡侧起渐次到背侧、尺侧，依次刷完五指和指蹼，然后再刷手掌、手背、前臂和肘上。③擦手，每侧用一块无菌毛巾从指尖至肘部擦干，擦过肘部的毛巾不可再擦手部。④将碘伏均匀涂于两手和前臂至肘部。先涂抹两前臂及肘部，再涂抹双手。⑤保持拱手姿势自然待干。

灭菌王刷手法：①按普通洗手方法将双手及前臂用肥皂和清水洗净，用无菌毛巾擦干。②用无菌刷或无菌纱布接取灭菌王3～5ml（或用吸足灭菌王的纱布）刷洗双手、前臂、上臂至肘上10cm，时间3分钟。刷时稍用力。先刷甲缘、甲沟、指蹼，再由拇指桡侧开始，渐次到指背、尺侧、掌侧，依次刷完双手手指。然后再分段交替刷左右手掌、手背、前臂直至肘上。刷手时要注意勿漏刷指间、腕部尺侧和肘窝部，只需刷一遍。③刷完后，手指朝上肘朝下，流水冲净，用无菌小毛巾从手向上顺次擦干至肘上，注意不可再向手部回擦。另取一块小毛巾同法擦干另一手臂。④再接取灭菌王3～5ml涂抹双手至肘上8cm，先涂抹两前臂及肘部，再涂抹双手。保持拱手姿势自然待干。

注意事项：①手臂有破损或感染及上呼吸道感染者不宜参加手术。②洗手前应该修剪指甲，除去甲缘下积垢，更换手术室专用衣、裤、鞋，戴好消毒帽子、口罩。帽子应完全遮住头发，口罩必须遮住口及鼻孔。将双侧衣袖卷至上臂上1/3处，上衣的下摆塞在裤腰内。③在洗手过程中，如不慎污染了已刷洗的部位，则必须重新刷洗。④洗手消毒完毕后，保持拱手姿势。双手远离胸部30cm以外，向上不能高于肩部，向下不能低于剑突，手臂不能下垂。入手术间时用背部推开门或用感应门，手臂不可触及未消毒物品，否则需重新浸泡消毒。⑤刷手后，待手臂上消毒液自然晾干后再穿无菌手术衣和戴无菌手套。⑥目前有很多新型手臂消毒剂，使用方法遵循产品的使用说明。

5）术区灭菌：用海绵钳夹持纱布球蘸碘伏从术区中心开始，逐步向四周环绕涂布，感染创口则相反。涂布时不可留有空白区，并避免药液流入呼吸道、眼内及耳道内。同一术区应消毒3～4遍。

灭菌范围：头颈部手术灭菌范围应至少术区外10cm，四肢、躯干则需扩大到20cm，以保有足够的安全范围为原则。

（2）无菌巾铺置法

1）包头法（图10-1）：主动或被动抬头，将两块重叠的无菌巾置于头颈下手术台上。头部放下后，将上层无菌巾分别自两侧耳前或耳后向中央包绕，使头和面上部均包于无菌巾内并以巾钳固定。

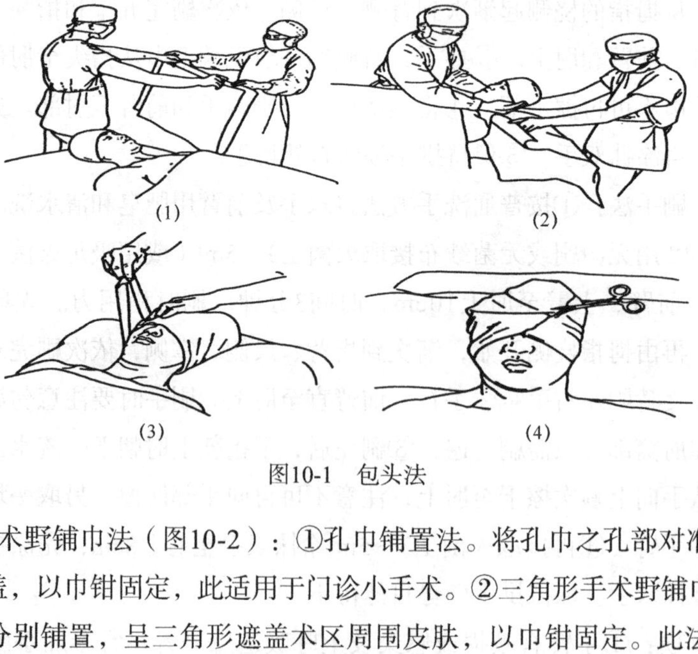

图10-1　包头法

2）手术野铺巾法（图10-2）：①孔巾铺置法。将孔巾之孔部对准术区而将头面部遮盖，以巾钳固定，此适用于门诊小手术。②三角形手术野铺巾法。用三块无菌巾分别铺置，呈三角形遮盖术区周围皮肤，以巾钳固定。此法适用于口腔、鼻、唇及颊部手术。③四边形手术野铺巾法。以四块无菌巾分别铺置，呈四边形遮盖术区周围皮肤，以巾钳或缝线法固定。此法适用于腮腺区、下颌下区、颈及涉及多部位的大型手术。

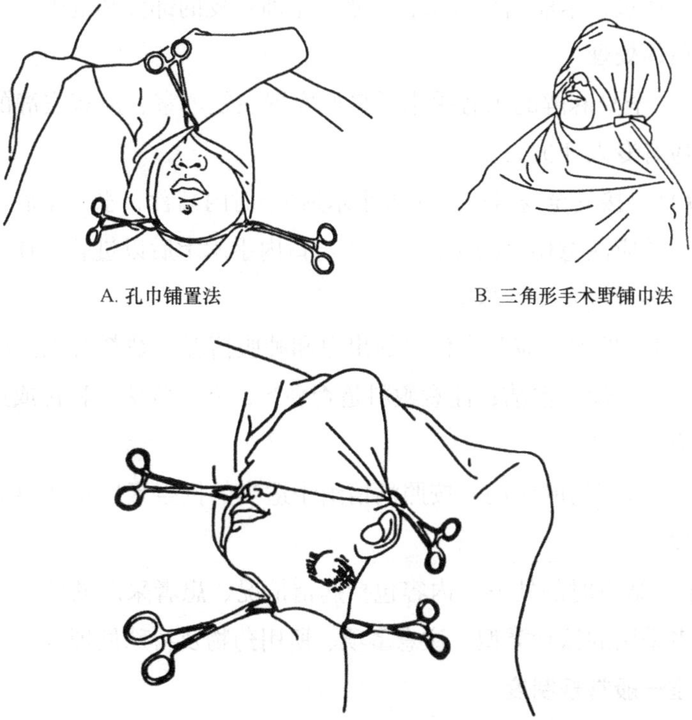

A. 孔巾铺置法　　B. 三角形手术野铺巾法

C. 四边形手术野铺巾法

图10-2　口腔颌面部手术常用手术野铺巾法

2. 手术前的准备

（1）手术前要了解患者的病史，根据病史和检查做出诊断。

（2）了解手术理由、手术计划和步骤、选用的麻醉方法。

（3）在手术前要向患者说明有关手术问题及手术中可能出现的问题和手术后的效果，对患者进行细致解释。

（4）手术区准备。应在术前一日，对患者术区清洗，备皮等准备。

（5）与口腔相通或口内的手术应作口腔洁治。口腔内的残根、残冠、松动牙应在术前拔除，并用1：5000高锰酸钾液或1：1000氯己定液含漱；取皮及取骨区应在术前1日彻底清洁、备皮，以75%乙醇溶液消毒后用无菌敷料包扎。对唇腭裂患者，还需鼻腔清理，术前2～3日对咽部用抗生素滴鼻，减少口咽部的细菌。

（6）对大手术或易出血的手术，应考虑手术中需要进行输血，应于手术前一日准备。

（7）术前医嘱于术前一日开好，包括手术名称，手术时间，麻醉方式，术前用药，小儿体重，术前当日晨禁食、水，术前备皮的部位和范围。

3. 手术后的处理

（1）接受全身麻醉的患者手术后最好安置在复苏室，应有安静的环境，未完全清醒前应有专人守护。

（2）饮食。接受全身麻醉的患者手术后6小时内禁食、水，术后饮食应保证足够的营养，并应注意伤口的保护，口周与口内手术术后以进软体饮食为宜，但口内切口长、多者应安胃管鼻饲。

（3）伤口的护理。应观察伤口的出血和肿胀情况。敷料有无浸湿、污染伤口，应保证伤口干燥、清洁；注意敷料是否妥当，有无脱落、移位或过紧而压迫组织，影响血液循环。

（4）手术后药物的应用。按照病情给予适当的抗生素以预防感染。按需要给予输血和输液。

（5）手术结束时的处方。内容包括病情情况、患者采用的体位、采取的护理级别、患者采用的饮食类型、注意事项、所用药物及特殊处理等。

4. 手术室一般常规制度

（1）严格执行无菌操作，除参加手术的医护人员外，其他人不能随意进入手术室；进入手术室的人员要保持安静，不能大声说话和随意活动。

（2）进入手术室的人员应更换手术衣、帽、鞋或鞋套。

（3）患急性上呼吸道感染者或有伤口者原则上不能进入手术室。

5. 参加手术人员的准备工作

（1）要了解自己在手术中的角色和职责，了解手术的步骤和计划，准时到手术室进行更衣、洗手。

（2）洗手后进入手术室，穿手术衣，戴手套。进行手术区的消毒工作。

（3）手术区的消毒。

（4）铺无菌单。

（5）参加手术人员的位置。一般主刀站于患者的右侧，右下为器械台与器护，第一助手及第二助手站于患者左侧，有时主刀站于患者的头上方更易于操作。

（6）参加手术的各级人员的职责和基本操作。术者是整个手术进行的主持者；第一助手协助术者进行工作，如止血、结扎等；第二助手应尽量使手术区暴露清楚，一般用钝头拉钩牵引组织瓣，并协助术者和第一助手进行工作；器护应负责整个手术过程器械的传递，要求动作迅速、准确。

6. 手术中的注意事项

（1）切口应整齐，应仔细衡量切口的部位、方向及长度。切割组织应准确，防止切割过多的组织。

（2）止血应迅速、准确，不错夹组织或多夹组织。

（3）分离组织时，无论用钝分离或锐分离，都要求做到尽量减少对组织的创伤。

（4）在牵引暴露方面，要求手术区暴露清楚，不能过度牵拉，动作应轻柔。

（5）正确掌握缝合的方法，以使创口迅速愈合。

（6）手术中应密切观察患者的情况，并按病情需要给予适当的措施，如输血、给药。医生不仅应掌握手术操作，还需掌握麻醉情况，随时与麻醉师联系。

【实验报告与评定】　评定学生对手术前准备工作的熟悉程度。

【思考题】　手术区灭菌包括哪些内容？

实验十一　外科几项基本操作技术（一）

【目的和要求】

1. 掌握外科单手打结、双手打结及器械打结的方法，常用手术器械识别及使用方法。

2. 掌握外科缝合、拆线技术，常用手术器械识别及使用方法。

3. 掌握头面部基本包扎技术。

【实验内容】

1. 外科常用打结方法，包括单手打结、双手打结、器械打结等。

2. 外科常用缝合技术，包括单纯缝合（间断缝合、连续缝合等）、内翻缝合、外翻缝合（褥式缝合）等，以及拆线技术。

3. 外科常用头面部基本包扎技术，包括交叉十字绷带、单眼交叉绷带、四头（尾）带等。

【实验用品】　打结模型、缝合模型、一次性橡胶手套、持针钳、齿镊、线剪、医用缝针、医用缝线、绷带、医用橡皮膏。

【方法和步骤】

一、外科打结技术

1. 打结方法　单手打结、双手打结、器械打结（图11-1～图11-3）。

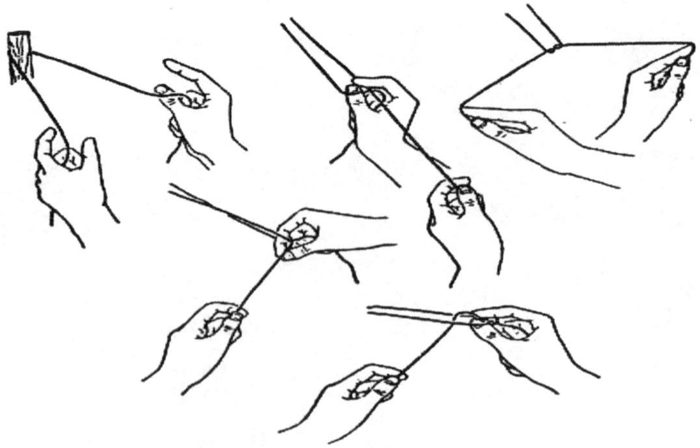

图11-1　单手打结

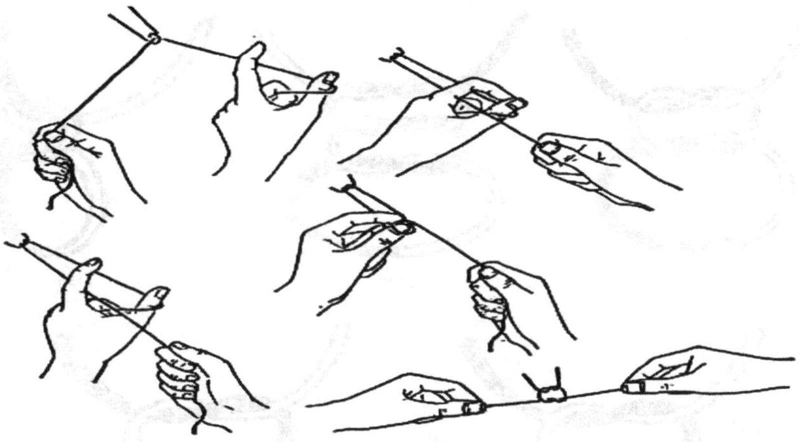

图11-2　双手打结

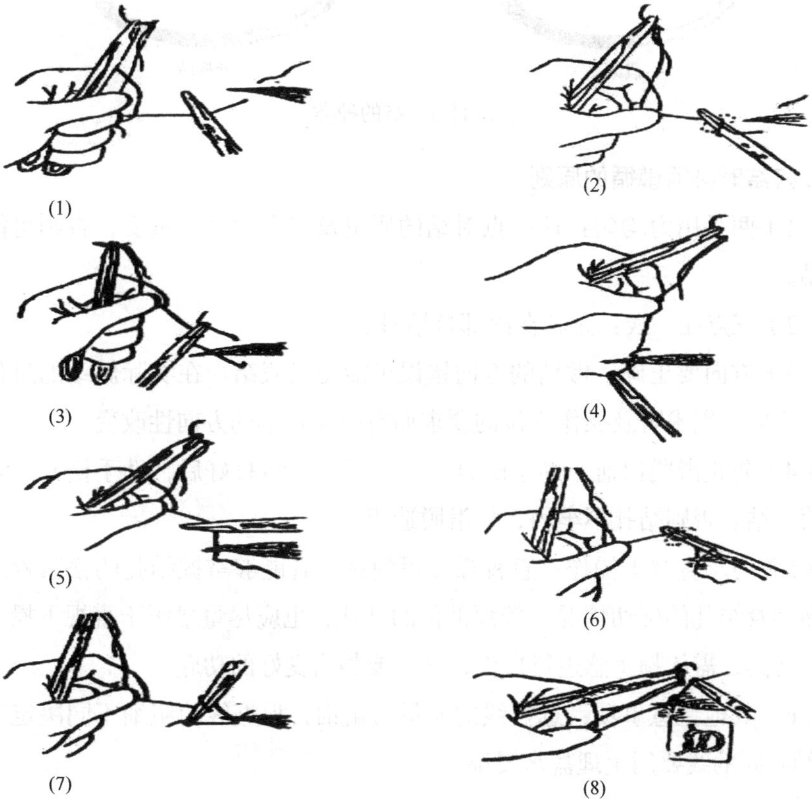

(1) (2) (3) (4) (5) (6) (7) (8)

图11-3　器械打结

2. 结的种类　方结、三叠结、滑结、假结（也称顺结、十字结）、外科结（图11-4）。

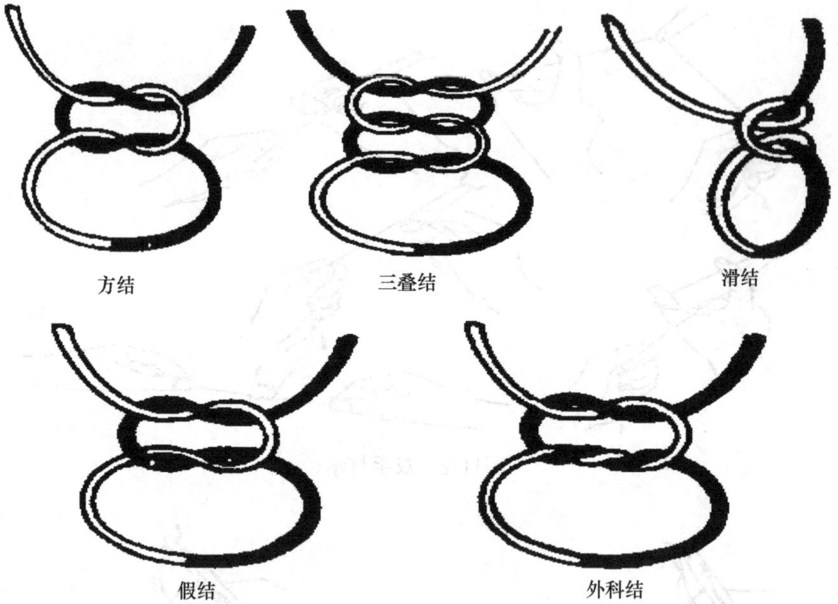

图11-4　结的种类

3. 打结时必须遵循的原则

（1）两手用力均匀：这一点对结的质量及安全性至关重要，否则可能导致为滑结。

（2）三点在一线：尤其在深部打结时。

（3）方向要正确：做结的方向错误可能变成假结。在实际做结的过程中，做结的方向可因术野及操作部位的要求而有范围较小的方向性改变。

（4）防止滑脱出血：助手配合线绕，第一个结打好后，助手松开血管钳，再打第二结。否则结扎不牢固，易滑脱造成出血。

（5）力求直视下操作：直视操作可使做结者能够掌握结扎的松紧程度，又了解做结及结扎的确切情况。较深部位的结扎，也应尽量暴露于直视下操作。如果难以暴露，需依赖手感进行操作，这需要相当良好的功底。

（6）其他注意事项：选择线的质量与粗细，根据线的粗细不同决定用力大小， 结扎时的线要用生理盐水浸湿。

二、外科缝合、拆线技术

（一）缝合技术

缝合是将已经切开或外伤断裂的组织、器官进行对合或重建通道，恢复其功能。缝合是保证良好愈合的基本条件，也是重要的外科手术基本操作技术之一。不同部位的组织、器官需采用不同的方式方法进行缝合。

缝合的目的是使创缘相对合，消灭无效腔，促进早期愈合。皮肤缝合应避免创缘内翻。缝合线分为可吸收和不吸收缝线两大类，每一类又根据制线材料和线的粗细不同分为若干种不同的型号。

1. 缝合的基本步骤　以皮肤间断缝合为例说明缝合的步骤（图11-5）。

（1）进针和拔针：进针缝合时左手执齿镊，提起皮肤边缘，右手执持针钳，针尖对准进针点借助术者自身腕部和前臂的外旋力量于原位旋转持针器，顺着缝针的弧度将缝针随之刺入皮肤，经组织的深面达对侧相应点穿出缝针的头端部分。

（2）夹针，可用有齿镊固定于原位，然后，用持针器夹住针体（后1/3弧处）。

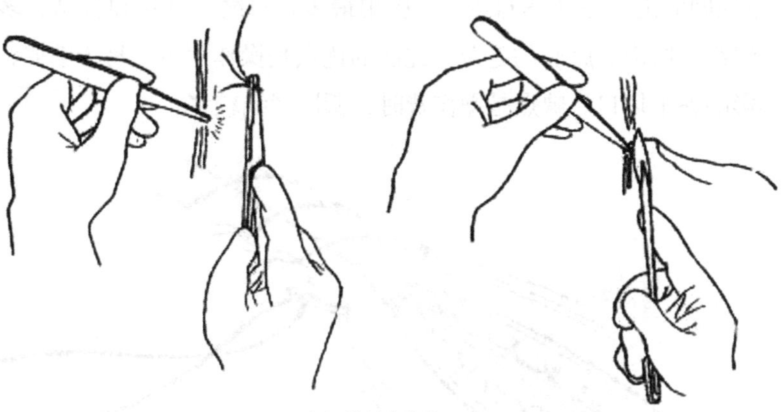

(1) 进针和拔针

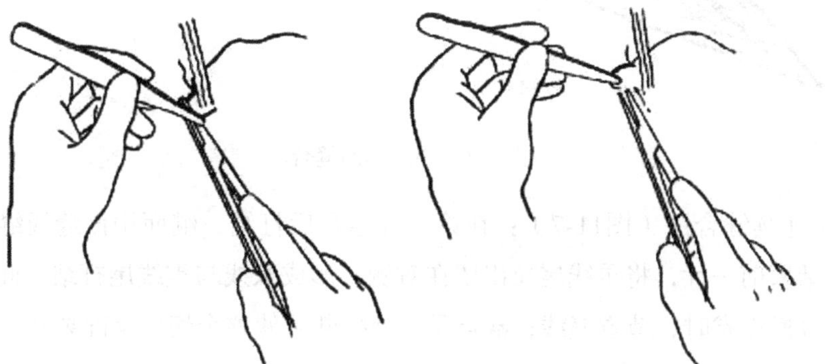

(2) 夹针　　　　(3) 出针

图11-5　缝合的基本步骤

（3）出针，顺着针的弧度完全拔出缝针和带出缝线，由第一助手打结，第二助手剪线，完成缝合。

2. 缝合的基本原则

（1）保证缝合创面或伤口的良好对合。缝合应分层进行，按组织的解剖层次进行缝合，使组织层次严密，不要卷入或缝入其他组织，不要留残腔，防止积液、积血及感染。缝合的创缘距及针间距必须均匀一致。

（2）注意缝合处的张力，结扎缝合线的松紧度应以切口边缘紧密相接为准，不宜过紧。

（3）缝合线和缝合针的选择要适宜。

3. 缝合方法　常见有单纯缝合、内翻缝合、外翻缝合、减张缝合及皮内缝合等。

（1）单纯缝合法：使切口创缘的两侧直接对合的一类缝合方法。

1）单纯间断缝合法（图11-6）：应用最多，每缝一针单独打结，多用在皮肤、皮下组织、肌肉、腱膜的缝合。此法的优点是操作简单、易于掌握，一针折开后，不影响整个切口。缺点是操作费时，所用缝线较多。

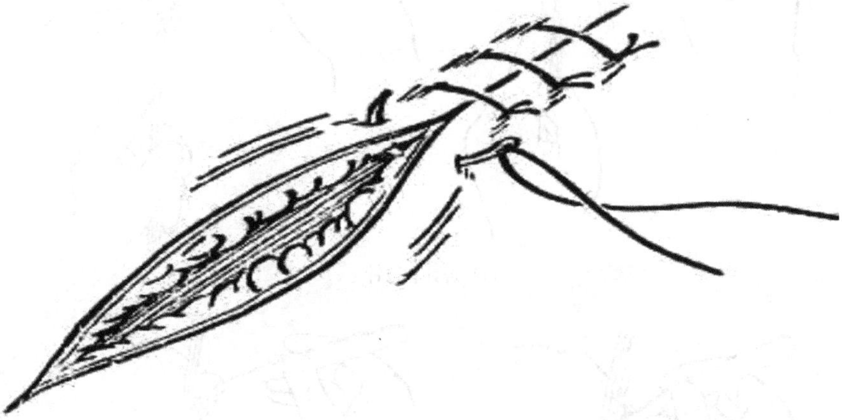

图11-6　单纯间断缝合

2）连续缝合法（图11-7）：在第一针缝合后打结，继而用该缝线缝合整个创口，结束前一针，将重线尾拉出留在对侧，形成双线与重线尾打结。此法的优点是缝合操作省时，节省缝线；缺点是一处折断可使整个切口全部裂开。

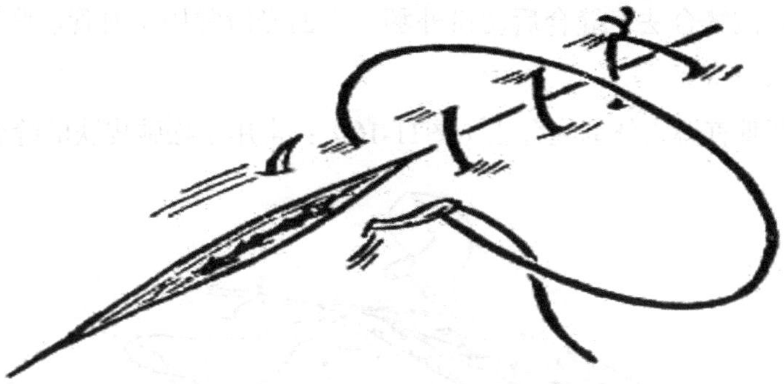

图11-7　连续缝合法

3）连续锁边缝合法（图11-8）：缝合过程中每次将线交错，多用于胃肠道断端的关闭，皮肤移植时的缝合。

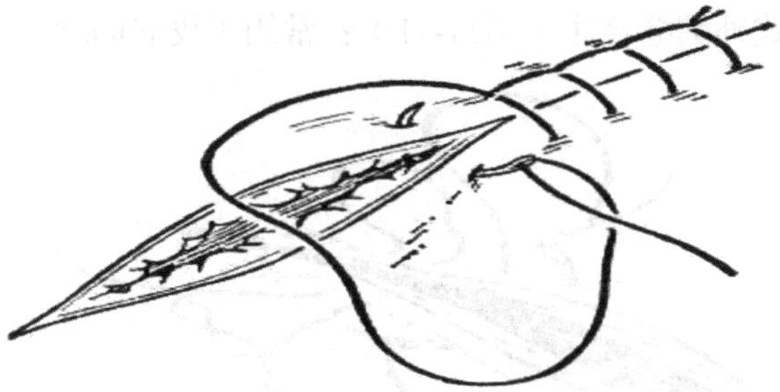

图11-8　连续锁边缝合法

4）8字缝合（图11-9）：由两个间断缝合组成，缝扎牢固、省时，常用于腱膜等的缝合。

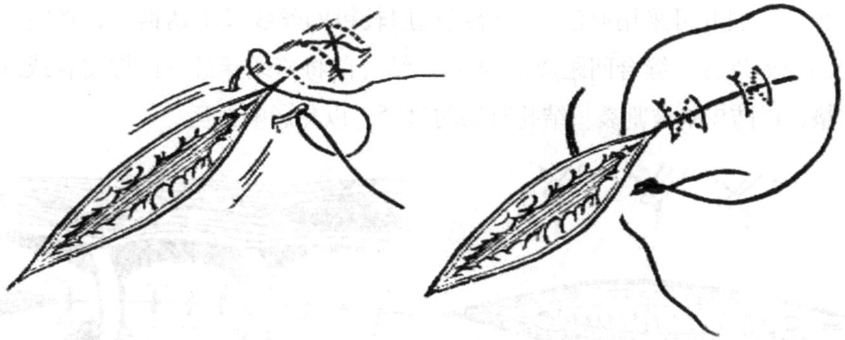

图11-9　8字缝合

（2）内翻缝合法：使创缘部分组织内翻，外面保持平滑，常用于胃肠道吻合和膀胱的缝合。

（3）外翻缝合法：缝合后切口外翻，内面光滑常用于血管、腹膜、松弛皮肤等的缝合。

1）间断垂直褥式外翻缝合法（图11-10）：常用于松弛皮肤的缝合。

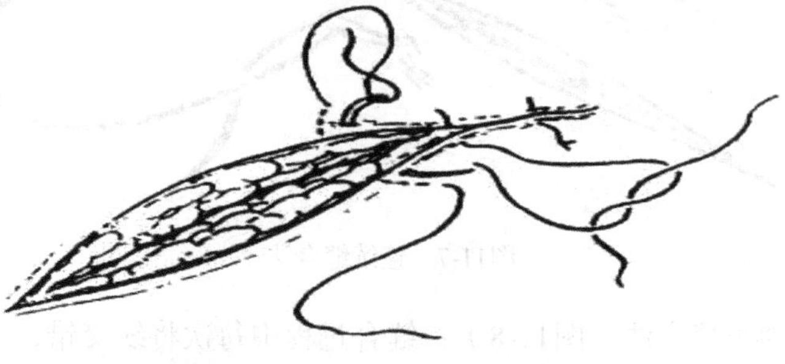

图11-10　间断垂直褥式外翻缝合法

2）间断水平褥式外翻缝合法（图11-11）：常用于皮肤的缝合。

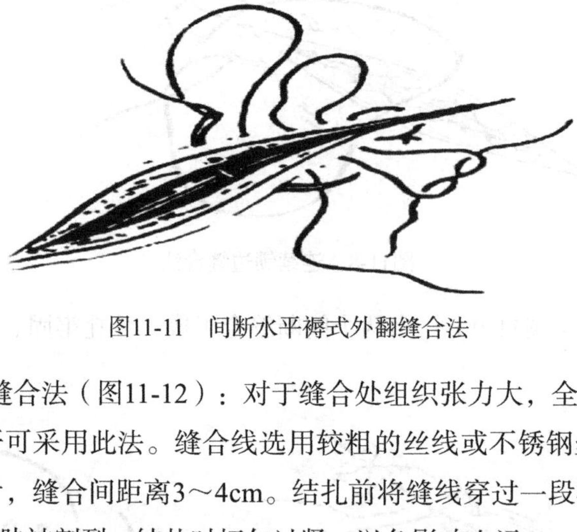

图11-11　间断水平褥式外翻缝合法

（4）减张缝合法（图11-12）：对于缝合处组织张力大，全身情况较差时，为防止切口裂开可采用此法。缝合线选用较粗的丝线或不锈钢丝，在距离创缘2～2.5cm处进针，缝合间距离3～4cm。结扎前将缝线穿过一段橡皮管或纱布做的枕垫，以防皮肤被割裂，结扎时切勿过紧，以免影响血运。

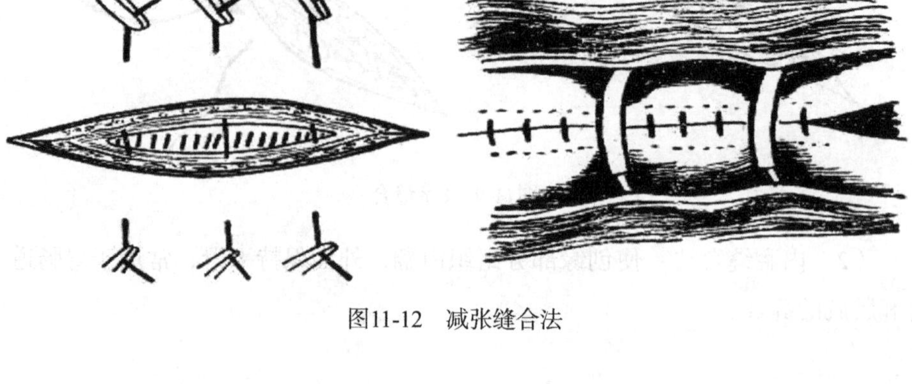

图11-12　减张缝合法

（5）皮内缝合法（图11-13）：可分为皮内间断及皮内连续缝合两种，皮内缝合应用眼科小三角针、小持针钳及0号丝线。缝合要领：从切口的一端进针，然后交替经过两侧切口边缘的皮内穿过，一直缝到切口的另一端穿出，最后抽紧，两端可作蝴蝶结或纱布小球垫。常用于外露皮肤切口的缝合，如颈部甲状腺手术切口。其缝合的好坏与皮下组织缝合的密度、层次对合有关。如切口张力大，皮下缝合对拢欠佳，不应采用此法。此法缝合的优点是对合好，拆线早，愈合疤痕小，美观。

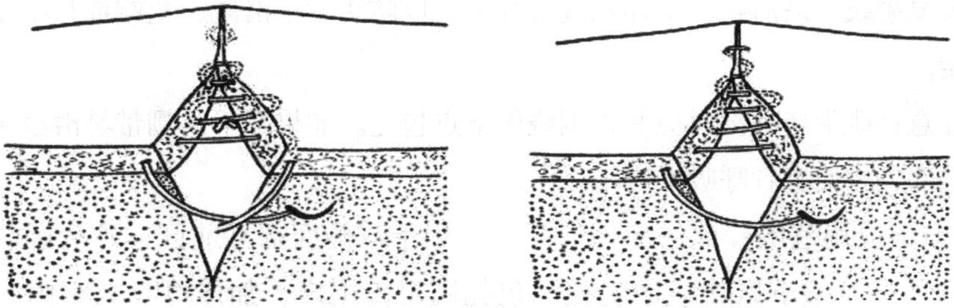
A. 皮内间断缝合　　B. 皮内连续缝合

图11-13　皮内缝合法

随着科学技术的不断发展，除缝合法外，尚有其他的一些闭合创口的方法，如吻合器、封闭器、医用粘胶、皮肤拉链等。

（二）拆线技术

1. 剪线　是将缝合或结扎后残留的缝线剪除，一般由助手操作完成。

（1）正确的剪线方法：是手术者结扎完毕后，将双线尾提起略偏向手术者的左侧，助手将剪刀微张开，顺线尾向下滑动至线结的上缘，剪刀倾斜30°～60°左右，然后将线剪断。

（2）剪线应在明视下进行，可单手或双手完成剪线动作。

（3）为了防止结扣松开，须在结扣外留一段线头，丝线留1～2mm，肠线及尼龙线留3～4mm，细线可留短些，粗线留长些，浅部留短些，深部留长些，结扣次数多的可留短，次数少可留长些，重要部位应留长。

（4）留下线头的长短，剪刀与缝线的倾斜角度越大，留的线头越长。

2. 拆线　是指皮肤切口缝线的剪除，一切皮肤缝线均为异物，不论愈合伤口或感染伤口均需拆线。

拆线的步骤为：用镊子夹起线头轻轻提起，用剪刀插进线结下空隙，紧贴针眼，从由皮内拉出的部分将线剪断，向拆线的对侧将缝线拉出。

三、头面部基本包扎技术

由带教老师分别对两名学生进行示教后，学生2～3人一组互相实验。

1. 交叉十字绷带（图11-14）

（1）方法：用绷带先由额至枕部环绕两周，继而反折经一侧耳前腮腺区向下，经下颌下、颏部至对侧耳后向上，再经顶部向下至同侧耳后，绕下颌下、颏部至对侧耳前，向上经顶部，向下至同侧耳后，再绕至颌下、颏部至对侧耳后。如此反复缠绕，最后再如前作额枕部环绕，以防止绷带滑脱，止端或打结或以胶布固定。

注意：绷带经颏部时应紧密围绕颏下点包扎。如果靠下，绷带易滑至颏下，压迫喉部，可使患者呼吸困难。

（2）应用范围：此法应用广泛，常用于双侧面部耳前区、耳后区、腮腺区、颌下区及颏下区伤口的包扎。包扎固定范围广，加压可靠、牢固，不易滑脱。

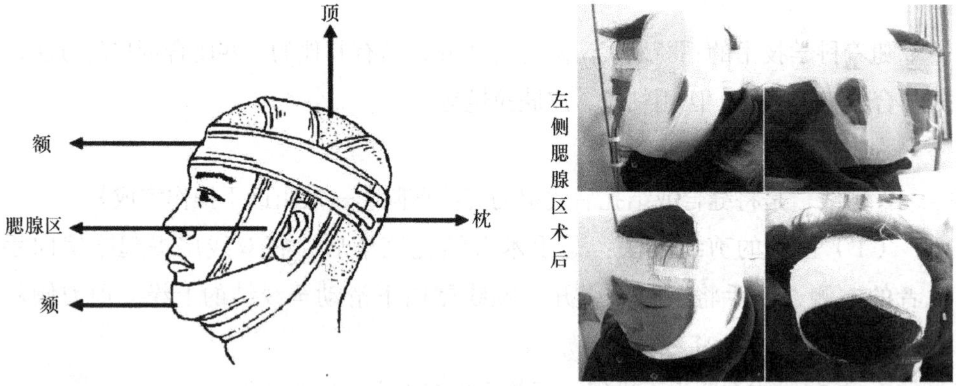

图11-14　交叉十字绷带

2. 单眼交叉绷带（图11-15）　用于半侧头部、眼部、耳部伤口的包扎。

（1）方法：于鼻根非裂侧先置一上下斜行的短绷带或纱布条，并在裂侧耳周垫以棉垫或纱布，以免包扎时压迫耳郭。绷带自额部开始，先绕额周两圈，继而斜经头后绕全裂侧耳下并斜行向上经同侧颊部，眶下至鼻背、非裂侧眶上，如此环绕数周，每周必须覆盖前一层绷带的1/3～1/2，直至包妥为止，止端以胶布固定，将留置的短绷带或纱布条打结收紧，以暴露健眼。

（2）应用范围：用于半侧头部、眼部、耳部、上颌骨、面颊部手术后的创口和损伤包扎。

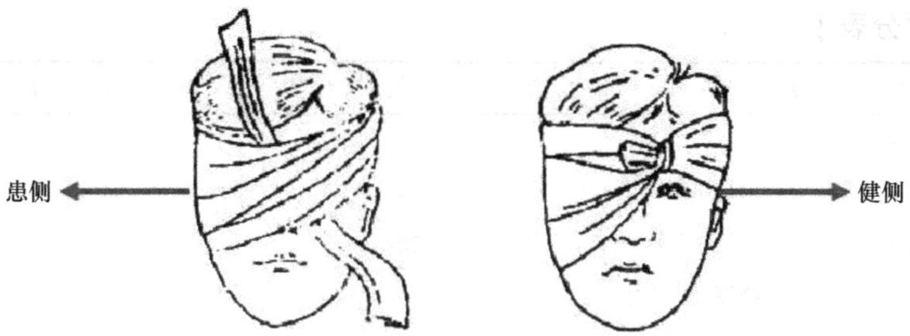

图11-15　单眼交叉绷带

3. 四头（尾）带（图11-16）　四头（尾）带包扎法用于颏部、面颊部、鼻旁伤口的加压包扎。

（1）方法：剪取约70cm长的一段绷带，将其两端剪开即形成四个带尾。中份垫以数层敷料后，将其置于术区皮肤表面，带尾拉紧后两两打结，分别置于枕下和头顶部，并将两结用剩带尾连接，可防止带尾滑脱。

（2）应用范围：用于颏部、面颊部、鼻旁伤口的加压包扎。

四头（尾）带包扎法加压的力量有限，固定带尾易滑脱，固定效果较差。

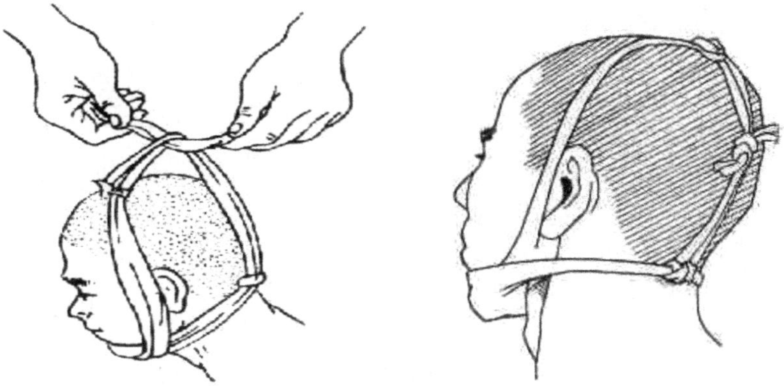

图11-16　四头（尾）带

【实验报告与评定】　评定学生对外科几项基本操作技术打结、缝合、包扎的熟悉程度。

【思考题】　腮腺区手术、颌下腺摘除术、上颌骨囊肿刮除术后，应采用什么方法包扎？

【评分表】

内容	分值	得分
操作要领		
绷带先由额部至枕部环绕两周	10	
十字形（单眼交叉）反复包扎	20	
做由额部至枕部环绕绷带，固定	20	
注意事项		
严密，稳定，舒适，美观，清洁	20	
松紧适度，利于引流	10	
压力均匀，富有弹性	10	
消灭无效腔，防止出血	10	

实验十二　外科几项基本操作技术（二）

【目的和要求】 掌握颌骨骨折单颌固定、颌间固定的方法。

【实验内容】 8字结扎法、小环结扎法、牙弓夹板单颌固定法、牙弓夹板颌间固定方法。

【实验用品】 牙颌模型、结扎丝、牙弓夹板、持针钳。

【方法和步骤】

一、在牙颌模型上进行各种结扎法（教师示教后同学进行练习）

1. 8字结扎法 一根长结扎丝一折二后，一根由唇（颊）侧穿过牙间隙，围绕损伤牙舌侧自另一侧牙间隙穿出；另一根围绕损伤牙唇侧后穿入牙间隙，围绕邻牙舌侧后自牙间隙穿出，最后将二结扎丝扎紧。

2. 小环结扎法 选用直径0.3～0.5mm、长约12cm的金属丝，对折后扭成一小环，将钢丝两端自颊侧牙间隙穿至舌侧，然后将两根金属丝分开，分别绕经相邻两牙的牙颈部，从舌侧穿出颊侧，将远中一端金属丝穿过小环，与近中端金属丝结扎扭紧。最后用一短金属丝穿过上下相对的小环，逐个结扎扭紧，使上、下颌固定在一起。根据骨折情况决定应结扎的对数，一般每侧应安置两对以上。此种固定方法没有牵引作用，患者不能自己拆卸。

3. 牙弓夹板单颌固定法 先将脱位的牙或牙槽骨复位后，再将牙弓夹板弯成与局部牙弓一致的弧度，与每个牙相紧贴，夹板的长度应为脱位牙或牙槽骨加上相邻两侧至少两个牙的长度，然后用0.25～0.50mm直面不锈钢丝结扎，将每个牙与夹板固定在一起，先结扎健康牙，后结扎脱位牙，所有结扎丝的头，在扭紧后剪短，并推压至牙间隙处，以免刺激口腔黏膜。

4. 牙弓夹板颌间固定法 利用牙弓夹板将上、下颌单颌固定在一起的方法。使用成品牙弓夹板，弯成与局部牙弓一致的弧度，安置于上、下牙列颊侧，用0.25～0.50mm金属丝分别将其固定在牙体上，所有结扎丝的头，在扭紧后剪短，并推压至牙间隙处，以免刺激口腔黏膜。然后将输液用乳胶管剪成1.0～1.5mm小圈，套在上、下颌牙弓夹板的挂钩上，行颌间固定。

二、同学互相进行牙弓夹板单颌固定、颌间固定

要求两人一组，以上或下前牙为对象，在口内进行牙弓夹板单颌固定、颌间

固定。注意操作应精细、规范，爱护组织。

【实验报告与评定】 评定学生对外科几项基本操作技术单颌固定、颌间固定的熟悉程度。

实验十三　口腔颌面外科门诊及住院病案书写

【目的和要求】　了解如何应用已学的理论知识去诊治口腔颌面外科患者；掌握口腔颌面外科住院病案撰写要求。

【实验内容】

1. 学习门诊及住院病案必需项目。

2. 学习门诊及住院病案撰写的基本要求。

3. 写一份门诊病案。

【实验用品】　教科书、器械盘、口镜、镊子、探针、直尺、橡皮手套、听诊器等。

【方法和步骤】

一、选择口腔颌面外科常见病的门诊患者一名

由带教老师询问和体检，学生记录并写一份门诊病案。

1. 门诊病案必需项目

（1）填写门诊病案封面项目：姓名、性别、年龄、婚姻、职业、出生地、民族（国籍）、居住地址和电话、工作单位与电话、过敏药物名称、就诊日期和科别。

（2）完整门诊病史应包括内容：①主诉；②病史；③体格检查；④实验室检查和特殊（影像学）检查；⑤初步诊断；⑥处理意见；⑦医师完整的签名及日期。

2. 撰写的基本要求　由带教老师示教询问和体检，学生记录并写一份门诊病案。

（1）初诊病史

1）主诉：本次就诊的主要问题。内容应简明扼要，一般应包括时间、症状、部位及疾病罹患程度。

2）病史：突出主诉、发病过程、相关阳性症状及有鉴别诊断价值的阴性症状。

3）体格检查：以口腔颌面部检查为主。如有全身性疾病时，应作必要的体检和记录，如血压、体温测量和记录等。

4）实验室检查和特殊（影像学）检查：摘录以往和近期与本次就诊有关系的实验室检查和特殊（影像学）检查结果。

5）诊断：按主次排列、完整全面作诊断。

6）处理意见：①进一步检查的项目；②治疗用药；③会诊申请或建议；④其他医疗性嘱咐；⑤病休医嘱。

7）医师签名：实验生应有上级医师签名，以示负责。

（2）复诊病史

1）复诊病史的必需项目与撰写要求原则上与初诊病史一致。同一疾病相隔3个月以上复诊者原则上按初诊患者处理，但可简化。

2）一般复诊病史应写明：①经上次处理后，患者的症状、体征、病情变化及疗效；②初诊时各项实验室或特殊检查结果是否有变化；③写明新出现的症状或体征；④补充诊断、修正诊断或维持原诊断；⑤根据新近情况提出进一步的诊疗意见；⑥医师签名。

3）对于诊断已十分明确，治疗已相对固定，病情已基本稳定的慢性病患者，复诊病史内容包括：①以前已明确的主要诊断；②本次就诊的主要临床情况，简述重要的实验室或特殊检查结果；③处方记录；④医师签名。

（3）要求

1）注意书写时应逐项书写，力求病案系统、完整。

2）注意培养临床逻辑思维能力。

对所记录的资料要有分析能力，了解所搜集的资料之间相互联系及其所包含的意义；善于抓住有意义的临床资料。

3）书写要工整，易于辨认。使用标准单位和符号，切忌错字、别字。

二、选择口腔颌面外科常见病的住院患者一名

由带教老师询问和体检，学生记录并写一份住院病案。一份完整住院病史应包括的内容：①一般项目；②病史；③体格检查（包括口腔专科检查）；④实验室检查和特殊检查；⑤小结；⑥讨论；⑦诊断；⑧治疗计划；⑨签名。

1. 一般项目 包括姓名、性别、年龄、籍贯、民族、婚姻、职业、入院日期、门（急）诊诊断、居住地址和电话、工作单位与电话、病史采集日期、时间、供史者（可靠程度）、入院诊断、病史记录者，小儿患者应写明父母姓名、职业、工作单位及电话。

2. 病史

（1）主诉：患者就诊时的主要症状（体征）、部位和患病时间的概括，包括时间、性质、部位及程度等内容，应简明扼要，与诊断相呼应。不超过20个字，原则上不使用诊断性名词。

（2）现病史：围绕主诉详尽描述发病全过程，即发生、发展、演变和诊治情况。具体应包括：①患病日期、发病情况（症状特点、病因与诱因、病情的演变、伴随症状、于本病有鉴别意义的阴性症状）。②诊治经过（方法和疗效）。③目前主要症状和问题。④于本病有鉴别诊断的症状表现。⑤全身情况。⑥发病后的精神、食欲、体重、睡眠及大小便有无异常等情况。

（3）既往史：过去的健康状况和曾患疾病。包括：①急、慢性传染病史。②预防接种史和具体日期。③药物不良反应及过敏史；重要药物应用史（如肾上腺皮质激素、抗癌药物、强心药物等）。④手术和严重创伤史。⑤系统回顾。

（4）个人史：①社会经历。②职业及条件。③习惯与嗜好。

（5）月经及婚育史

1）月经史：初潮年龄、经期（天）/周期（天），末次月经时间（或绝经年龄），月经规则否，月经量，痛经，白带等。

2）婚姻史：婚龄、配偶状况等。

3）生育史：按足月（产）、早（产）、流（产）、存活子女数记录。

（6）家族史：特别应询问是否有与患者相同的疾病。

3. 体格检查

（1）生命体征和全身检查。

（2）口腔颌面部专科检查：包括颌面部、口腔软组织、颞颌关节、涎腺、上下颈部和牙体、牙周组织等内容。应根据主诉，有选择地、顺序地先口外后口内逐项检查记录，以免遗漏，尽量做到全面细致。有关鉴别诊断的重要阴性项目亦应记录。

1）口外检查内容：①面部是否对称，有无肿胀或肿块，若有应注明准确部位、周围解剖界限、直径大小（以cm计算）、色泽、性质，必要时可作图示意。②有无畸形或缺损。③淋巴结有无肿大。如有应注明部位、数目、直径大小（以cm计算）、性质、有无压痛等。④其他：如有颞下颌关节、涎腺、颌骨畸形等病变，按各自疾病检查常规进行记录。

2）口内检查内容：①张口度。②病变部位的描述：病变的部位、界限、大小、性质等。③牙列情况。④牙周疾病。⑤牙体疾病。⑥黏膜疾病：记录全口黏膜（唇、舌、颊、腭、口底和牙龈）检查结果，必要时检查咽部黏膜。⑦涎腺疾病：记录各导管的情况，有无红肿、脓性分泌物，有无结石等。⑧口腔卫生情况。⑨口内有无修复体或充填物。⑩其他。

4. 实验室检查和特殊检查

（1）实验室检查：记录与诊断有关的实验室检查结果。

（2）特殊检查：记录X线检查、CT、MRI、心电图和超声检查等结果。

5. 小结 将病史、体格检查、专科检查、实验室检查和特殊检查等的主要资料归纳摘录，提出诊断的依据。

6. 讨论 就患者及其家属提供的资料和各种检查结果，作诊断和鉴别诊断的讨论。通过综合分析和推理，判断哪些疾病比较接近患者的实际情况，最后按最可能、可能、不太可能疾病的顺序分别以充分的论据阐明诊断的理由。

7. 诊断 按主次列出各诊断，要求诊断用语规范。

8. 治疗计划 拟定一系列合理、有具体内容的诊疗计划。

9. 签名。

【实验报告与评定】 评定学生书写口腔颌面外科门诊病案的质量。

【思考题】

1. 一份完整的门诊病案应包括哪些内容？

2. 怎样完整记录急诊病史？

【评分表】 口腔颌面外科门诊病案书写（100分）

内容	分值	得分
主诉	15	
病史	25	
体格检查	20	
实验室检查和特殊检查	10	
初步诊断	14	
处理意见	14	
签名	2	

实验十四 病案分析

【目的和要求】 在已获得相关知识的基础上，接触相关临床病案，在教师的指导与帮助下，进行病案讨论分析，培养独立思考与分析的能力，掌握科学的临床思维方法，通过讨论与讲解，求得正确的诊断和治疗计划，从而熟悉颌面部肿瘤、唾液腺疾病、颞下颌关节疾病的病因、临床特点、诊断及治疗方法；学会分析病案，提出诊断、相关的鉴别诊断及处理原则，学会临床思维能力，完成实验报告中的颌面部肿瘤等病案分析。

【实验内容】

1. 讲解颌面外科常见病例（以颌面部肿瘤、唾液腺疾病、颞下颌关节疾病为主）的特点。

2. 颌面部肿瘤、唾液腺疾病、颞下颌关节疾病病案讨论分析。

【实验用品】 病案、教科书、参考文献等。

【方法和步骤】

1. 颌面部肿瘤病案分析

病案1

患者，男，58岁，工人。

主诉：左下颌骨无痛性肿物2个月，伴下唇麻木。

现病史：患者于2个月前发现左下磨牙后区有一个米粒大小肿物，无痛，未治疗。肿物缓慢生长，自觉症状不明显。1个月前左下磨牙松动，肿物生长加快，同时出现左下唇麻木，继而出现开口受限，即来院就诊。

检查：面部双侧不对称，左侧略膨隆。开口度约2cm。左下磨牙后区见3cm×4cm×1cm肿物，中心约1cm呈溃疡状。溃疡边缘隆起，底部不平坦，表面覆盖坏死组织。肿物波及同侧颊黏膜。左下第三磨牙缺失，第二磨牙三度松动。左颌下可触及约2cm×3cm大小淋巴结一个，活动，质中硬，与周围组织无粘连。X线见：左下颌骨后部牙槽突有骨密度减低区，第二磨牙牙槽突吸收至根尖1/3。

要求：

（1）提出诊断及诊断依据。

（2）提出鉴别诊断。

（3）提出治疗方案。

病案2

患者，女，65岁。

主诉：右舌溃疡2个月余。

现病史：患者于2个月前出现右舌缘疼痛，以进食时为重。自认为是活动义齿刺激所致，即停用义齿，一周后疼痛无明显减轻，即在当地医院就诊，诊断为“舌部溃疡”，给予维生素C，每日3次，每次2片口服治疗，同时服用中药，药名不详，但无明显效果。此后溃疡增大，疼痛加重，明显影响进食，即来就诊。

检查：舌右缘中部可见约2cm×2cm溃疡，不规则，边缘隆起，触痛明显，溃疡表面附有坏死组织，底部不平坦，触诊基底部成浸润硬结，范围约3cm×3cm，口底黏膜正常。右下第一、二磨牙缺失，活动义齿修复，义齿边缘光滑，与牙槽嵴贴附密合。右颌下触及两个蚕豆大小淋巴结，质中硬，活动，无压痛。

要求：

（1）提出诊断及诊断依据。

（2）提出鉴别诊断。

（3）提出治疗方案。

病案3

患者，男，20岁。

主诉：左下颌骨无痛性渐进性膨隆1年余。

现病史：一年前，患者无意中发现面部双侧不对称，左面部略膨隆，因无其他明显不适，未治疗。随时间推移，面部膨隆渐明显，因学习较忙而未就诊。2个月前左下颌后牙出现不适感，近1个月出现左下后牙疼痛，疼痛呈阵发性，咀嚼时加重，偶有下唇麻木感。

检查：面部双侧不对称，左下颌骨体部膨隆，范围约5cm×4cm×3cm。该区域皮肤未见异常。口内检查见：自左侧第二磨牙至同侧第一前磨牙区颊侧膨隆，前庭沟消失，表面黏膜无红肿，触诊呈乒乓球感，无压痛。

X线检查：左下尖牙至下颌角区的下颌骨体部有圆形、多房状密度减低区，大小不等，边缘呈密度增高白线。第一、二磨牙牙根呈吸收状。

要求：

（1）提出诊断及诊断依据。

（2）提出鉴别诊断。

（3）提出治疗方案。

【思考题】

（1）如何鉴别良、恶性肿瘤？

（2）口腔颌面部恶性肿瘤的治疗原则是什么？

2. 唾液腺疾病病案分析

病案1

患者，男，51岁。

主诉：右腮腺区无痛性、渐增性肿物1年余。

现病史：1年前患者洗脸时，无意中发现右耳前一花生米粒大小肿物，无症状，当时未治疗。肿物生长缓慢，半年前出现阵发性轻微疼痛，在当地医院就诊，行抗感染治疗，效果不佳。5个月前出现裂侧口角偏斜，眼睑闭合障碍和额纹消失。再次到医院就诊，疑为“中风”，建议针灸治疗，但由于其他原因，患者未治疗。2个月前，上述症状加重，随来就诊。

检查：右腮腺区可触及5.5cm×2cm肿物，肿物表面呈结节状，质硬，不活动，有压痛，表面皮肤无异常，右侧口角偏斜，鼓腮漏气，闭眼时眼睑闭合不全，蹙眉时额纹消失。腮腺导管口无红肿，压迫腮腺未见导管口溢脓。

腮腺造影见：造影剂外溢，分支导管有中断现象。

要求：

（1）提出诊断及诊断依据。

（2）提出鉴别诊断。

（3）提出治疗方案。

病案2

患者，男，76岁。

主诉：右耳垂下无痛性渐增性肿物十余年。

现病史：患者于10年前体检时发现右耳垂下方一枣子大小肿物，体检医生建议其去医院治疗，但因无明显不适及工作较忙等原因而未进一步诊治。此后肿物缓慢生长，但无症状。近2年生长加速，肿物增大，触碰时有不适感。

检查：右耳下见6cm×5cm肿物，表面皮肤正常。肿物边界清楚，可活动，质中硬，中心区域稍软，表面光滑，面神经功能正常。

腮腺造影检查见：腮腺后部可见较大充盈缺损，主导管向上移位，分支导管呈抱球状。

要求：

（1）提出诊断及诊断依据。

（2）提出鉴别诊断。

（3）提出治疗方案。

【思考题】

（1）多形性腺瘤及腺淋巴瘤的临床特征及治疗原则是什么？

（2）黏液表皮样癌的诊治原则是什么？

（3）腺样囊性癌的临床表现有哪些？

3. 颞下颌关节疾病病案分析

病案1

患者，女性，16岁。

主诉：颏部外伤后，张口疼痛，伴轻微张口受限2天。

现病史：48小时前，失足跌倒，颏部、面部着地。当时下唇被上牙碰破，出血较多，并伴有多个前牙牙折。外伤后立即在当地医院作下唇缝合，抗破伤风治疗，并作折断牙的牙髓处理。外伤后，无意识丧失，无呕吐。但张口时左耳前区疼痛，感到轻微张口受限。当地医院外科不能明确诊断，转我院要求诊治。

检查：全身一般情况良好，神清合作，体温36.8℃，脉搏68次/分，血压120/65mmHg。外院外科全身体检记录未发现异常。

口腔专科检查：上颌两中切牙和两侧切牙冠折，已作牙髓处理，上前牙残余部分叩痛明显，但无明显松动，未发现牙列中整排牙松动。咬合关系正常，未发现牙开殆。下唇正中黏膜缝合处伤口无溢脓，无贯通伤。颏部皮肤青色瘀斑，但无皮肤创口。下颌骨下缘连续性好，无明显压痛点，双侧颧弓连续性好，未扪及压痛点，上颌前部及眶下缘未扪及压痛点、无复视、无凹陷畸形。双侧下颌骨升支连续性好，但左耳前有明显压痛点，无红肿。双侧髁突动度可扪及，耳内扪双侧髁突向后压力基本一致，左髁突在运动时似仅以转动为主，向前滑动较差，扪诊右髁突运动正常，张口度25mm，张口型向左侧偏。在当地所拍头颅正侧位X线片，未发现颏部、上颌骨骨折，未发现颧弓凹陷性骨折，但对下颌骨升支及髁突、髁颈无法清楚观察。

门诊处置：拍曲面断层片、张口后前位片、双侧张闭口颞颌关节许勒位及双侧颧弓轴位片。

曲面断层片示：左髁颈线状骨折，无明显髁突移位，双侧下颌升支高度基本一致，未发现下颌骨其他部位骨折。

头颅张口后前位X线片示：未发现左髁突成角度移位，此片中骨折线不明显。

双侧许勒位片示：髁突骨质无破坏，右侧髁突张口时能达关节顶部，而左侧髁突运动受限。双侧颧弓轴位片未发现颧弓凹陷骨折。

要求：

（1）提出诊断及诊断依据。

（2）提出鉴别诊断。

（3）提出治疗方案。

病案2

患者，女性，45岁。

主诉：下颌关节反复脱位2年，张口时右耳前疼痛伴“弹响”半年。

现病史：近2年来在打哈欠、大笑时下颌关节易脱位，初发时到医院由口腔科医生手法复位2次，而后又发生数次，均可以通过自己左右推动下颌后复位。仅半年来，张口时右耳前及面部十分疼痛，不能顺利大张口，需左右摆动下颌后才能张开，并时常在发生右耳前响声后，产生剧烈疼痛后才能顺利张口。经当地医院口腔科诊断为颞颌关节紊乱，作颞颌关节区封闭注射（具体用药不详），效果不明显，来我院要求进一步诊治。

检查：一般情况良好，态度合作。

口腔专科检查：面型对称，咬合无明显异常，无疼痛，自主张口度为14mm，下颌向右绞锁运动，右耳前可扪及明显张口后期弹响，声音较钝，无破碎音，弹响发生时，右耳前明显疼痛，绞锁运动后张口度为45mm，张口型绞锁后向右偏，可扪及双侧髁突向前跨越关节结节的运动，闭口时无弹响，疼痛不明显。疼痛范围主要在右面部颧弓下方，下颌运动负荷试验右侧翼外肌疼痛明显。

影像检查：许勒位X线片示双侧髁突骨质无破坏，双侧关节间隙无明显异常，最大张口时双侧髁突位于关节结节前方。

CT示：双侧关节盘位置正常，右关节盘后区变厚，双髁突过度运动，越过关节结节顶部，右翼外肌上腹肥大，肌腹内渗出。

要求：

（1）提出诊断及诊断依据。

（2）提出鉴别诊断。

（3）提出治疗方案。

【思考题】

（1）外伤后张口困难应考虑哪些因素？

（2）髁突骨折的临床表现有哪些？

（3）颞下颌关节病紊乱病的防治原则是什么？

实验十五 先天性唇腭裂（一）

【目的和要求】 通过在实验室模拟唇裂修复，对唇裂修复法有一具体的经验，加深对唇裂修复法的认识，初步掌握单侧唇裂手术的旋转推进法。

【实验内容】

1. 教师在唇裂手术模型或海绵上示教单侧唇裂手术的旋转推进法。

2. 学生在唇裂手术模型或海绵上练习唇裂的定点、切开、缝合方法。

3. 观看唇腭裂手术教学视频。

【实验用品】 唇裂手术模型或海绵、手术刀、镊子、手术剪、唇腭裂手术教学视频。

【方法和步骤】 先在唇裂手术模型或海绵上描绘，形成单侧唇裂，然后定点，切开，组织瓣换位，对合缝合（图15-1）。体会单侧唇裂手术的旋转推进法的目的和修复效果。

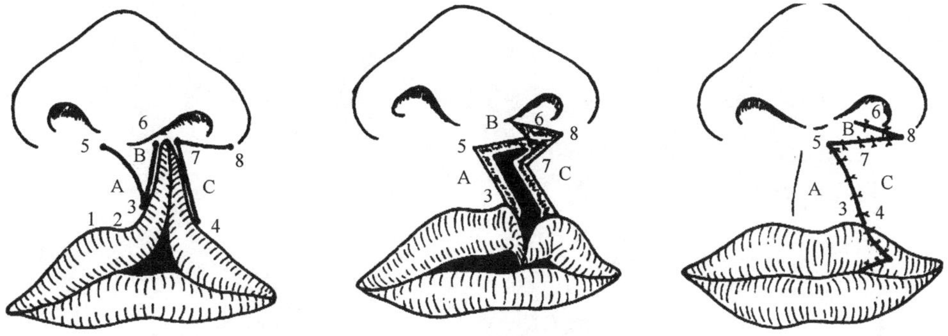

图15-1 单侧唇裂手术的旋转推进修复法

1. 单侧唇裂手术的旋转推进法

（1）定点：在唇红缘定4个点，即非裂侧唇峰定点1；人中切迹定点2；非裂侧裂隙唇缘上定点3；应使点2～1等于点2～3的距离。在裂侧裂隙唇缘红唇最厚处即可相当于唇峰处定点4。

在鼻底处也定4个点，即鼻小柱非裂侧基部定点5，如需向外侧延伸时也不宜超过非裂侧人中嵴。裂侧鼻底裂隙两旁的红唇与皮肤交界处定点6和7。点6支鼻小柱基部的距离与点7至裂侧鼻翼基部的距离相加等于非裂侧鼻底的宽度。在相当于鼻底水平线稍外下方定点8，此点位置高低关系到术后上唇的长度，应根据裂隙的大小灵活掌握。

（2）切开：定点完成后，从点5横过鼻小柱基部下方向点3画一弧线；此线下段约与人中嵴平行。再从点3沿皮肤黏膜交接线向上至点6连线，如此在沿上述连线切开后，非裂侧唇部可形成A、B两个唇瓣。从点7向点4、点8各画一线，待切开后可在裂侧形成一个单独的唇瓣C。

（3）缝合：将B瓣向上旋转并推进插入点7～8连线切开后形成的三角形间隙内，将C瓣向下旋转并推进插入点5～3连线切开后形成的三角形间隙内。

先缝合鼻底后，再缝合黏膜层、肌层；皮肤层缝合应从裂侧两侧唇峰点开始，由下至上逆行缝合，最后修整红唇。

2. 观看唇腭裂手术教学视频。

【实验报告与评定】 评定学生对单侧唇裂手术的旋转推进法的掌握。

实验十六　先天性唇腭裂（二）

【目的和要求】　初步掌握单侧唇裂手术的华西法，完成实验报告。

【实验内容】

1. 教师在唇裂手术模型或海绵上示教单侧唇裂手术的华西法。

2. 学生在唇裂手术模型或海绵上练习单侧唇裂手术的华西法。

3. 观看唇腭裂手术教学视频（华西法）。

【实验用品】　唇裂手术模型或海绵、手术刀、镊子、手术剪、持针钳、医用缝针、医用缝线、唇腭裂手术教学视频。

【方法和步骤】　先在唇裂手术模型或海绵上描绘，形成单侧唇裂，然后定点，切开，组织瓣换位，对合缝合（图16-1）。体会单侧唇裂手术的华西法的目的和修复效果。

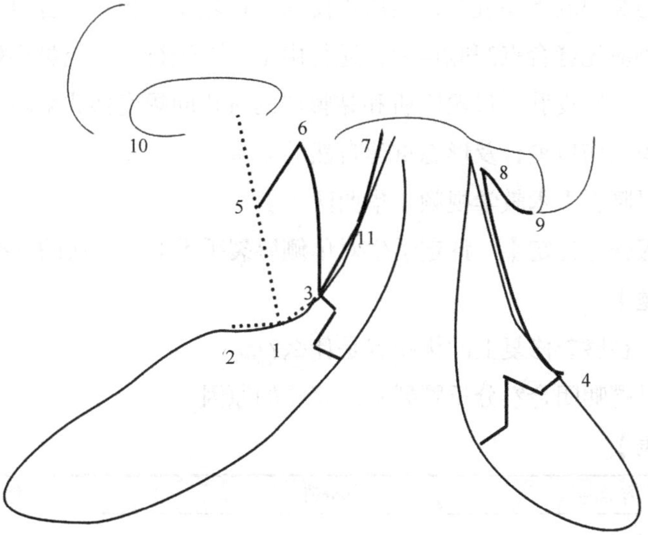

图16-1　单侧唇裂手术的华西法

1. 单侧唇裂手术的华西法

（1）定点：图16-1中，1为人中切迹；2为非裂侧唇峰；3裂隙缘非裂侧唇峰；4为裂侧唇峰；5为切口末端点；6为鼻小柱基部切口转折点；7、8分别为鼻底裂隙缘点；9为裂侧鼻翼基底内侧点；10为非裂侧鼻翼基底内侧点；11为裂隙缘切口上一点。

虚线示角平分线：使3～11＝5～6，2～5＝3～5，2～10＝4～9。

明确了切口末端点5的位置在∠213的角平分线上，即可保证点3下降致点2。6→3术后与非裂侧人中嵴对称。8→9的横切口很短甚至不切。同期鼻畸形矫正。非裂侧上唇切口的设计，在皮肤、肌肉和黏膜各不相同，但是都遵循角平分线的原则，其切口末端都位于角平分线上，保证皮肤、肌肉和黏膜能获得同样的下降幅度。

（2）切开：沿点3至鼻小柱基部切口转折点6到点5，点3至点7，点4至点8分别用亚甲蓝画出切口线。用15号圆刀片沿画线切开皮肤层后，分别行两侧口轮匝肌与皮肤和黏膜层的锐性分离，非裂侧至人中切迹角角平分线，并沿鼻小柱基部水平剪断非裂侧口轮匝肌的附着。裂侧则分离至鼻翼沟且能使裂侧口轮匝肌最上端点与鼻中隔下端缝合为止。将口轮匝肌从包括红唇黏膜在内的皮肤和黏膜封套层中完整剥离。

（3）缝合：与小单钩牵引非裂侧口轮匝肌旋转并下降后，先将裂侧口轮匝肌最上端点与鼻中隔下端缝合，然后再使两侧口轮匝肌相对缝合至红唇缘。再缝合皮肤层时仍应先缝合点3和点4后，逆行由下至上进行缝合至鼻小柱基部。如此实现了非裂侧上唇皮肤、口轮匝肌和黏膜层的按相同幅度梯式旋转下降的效果，有利各层组织的伤口愈合及形态重建自然的效果。

2. 观看唇腭裂手术教学视频（华西法）。

【实验报告与评定】 评定学生对单侧唇裂手术的华西法的掌握。

【思考题】

1. 华西法在唇裂修复上的优缺点是什么？

2. 什么是腭咽闭合？分析腭裂术后穿孔的原因。

【评分表】

内容	分值	得分
手术定点		
裂隙侧	20	
非裂隙侧	20	
切口设计	10	
切口		
裂隙侧切口	15	
非裂隙侧切口	15	
缝合		
缝合的效果	20	

参 考 文 献

石冰, 2008. 口腔临床医学实验教程. 2版. 成都: 四川大学出版社

孙弘, 孙坚, 2003. 颌面功能性外科学. 上海: 第二军医大学出版社

孙正, 2005. 口腔科典型病例分析. 北京: 科学技术文献出版社

王翰章, 2009. 口腔颌面外科手术学. 北京: 人民卫生出版社

王嘉德, 2008. 口腔医学实验教程. 3版. 北京: 人民卫生出版社

王嘉德, 梁悦, 2001. 口腔医学实验教程附册. 北京: 人民卫生出版社

张震康, 邱蔚六, 皮昕, 2001. 口腔颌面外科临床解剖学. 济南: 山东科学技术出版社

张志愿, 2012. 口腔颌面外科学. 7版. 北京: 人民卫生出版社

张志愿, 沈国芳, 2009. 口腔颌面外科临床手册. 3版. 北京: 人民卫生出版社